海上医事

——近代上海中医文化

总顾问　严世芸　段逸山
总编审　王　键
总主编　黄　瑛　梁尚华

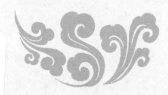

编撰　康欣欣

医刊辑录

上海科学技术出版社

图书在版编目（CIP）数据

医刊辑录 / 康欣欣编撰. —上海：上海科学技术
出版社，2019.9
（海上医事：近代上海中医文化 / 黄瑛，梁尚华总
主编）
ISBN 978-7-5478-4423-6

Ⅰ.①医…　Ⅱ.①康…　Ⅲ.①中国医药学－医学史－
史料－上海－近代　Ⅳ.①R-092

中国版本图书馆CIP数据核字（2019）第073841号

项目资助

1. 本丛书由上海文化发展基金会图书出版专项基金资助出版

2. 上海高校一流学科建设项目（科学技术史）资助

3. 上海自然而然中医药发展基金会资助项目

海上医事——近代上海中医文化·医刊辑录

康欣欣　编撰

上海世纪出版（集团）有限公司
上海科学技术出版社 出版、发行
（上海钦州南路71号　邮政编码200235　www.sstp.cn）
苏州望电印刷有限公司印刷
开本　700×1000　1/16　印张　14
字数　160千字
2019年9月第1版　2019年9月第1次印刷
ISBN 978-7-5478-4423-6 / R·1836
定价：48.00元

内容提要

　　本书收集从 1840 年至 1949 年在现今上海行政区划（2000 年）内出版和发行的中医药期刊 31 种，简要介绍它们的开办时间、发行周期、板块设置、创办者和出版者、期刊特点等，从中辑录有意义的文章，讲述期刊创办的前因后果、背后的人和事等。本书内容取材广泛，围绕期刊讲故事，以求展现近代中医药老期刊的精神风貌。

对历史之温情与敬意

　　秋天的景意并未完全消尽，立冬踩着厚厚的落叶，披着清澈高远的蓝天，伴着纷乱的微寒粉墨登场，进入了一个万物收藏、育阴涵阳、为春季的勃发做储备的阶段。这几天，我或在灯光下，或在高铁行程中，用心地阅读着"海上医事———近代上海中医文化"的书稿，回顾历史，联系当下，放眼未来，不由地引发了许多文化方面的思考。

　　中医文化，源远流长。究其滥觞，可追溯至上古三皇时代。《尚书》曰："伏羲、神农、黄帝之书，谓之《三坟》，言大道也。"伏羲制九针、神农尝百草、黄帝传医道，不仅是中医文化之源，也是中华文明之源。

　　《唐律名例疏议释义》曰："中华者，中国也。亲被王教，自属中国，衣冠威仪，习俗孝悌，居身礼义，故谓之中国。"言中华文明者，必言中华文化也。自中华大地诞生第一件陶器伊始，中华文化便与中华文明一起孕育、成熟、演绎、绵延。古代人民创造了光辉灿烂的文化，文化哺育滋养了博大精深的中医药学，中医药学又以其独特的文化，熏陶和涵育着一代又一代的华夏人民。

　　大约6 000年前，古代先民便已在上海西部腹地崧泽一带耕种生息，发崧泽文化之端绪，启海上文明之曙光。战国时期，领土不断兼并，人口频繁迁徙，吴越文化与楚文化、中原文化相继融合，奠定海派文化之根基。深受崧泽、吴越文化之浸润的海派中医，肇始于唐代，兴起于宋元，鼎盛于明清。晚清开埠，百川汇流，一时群星璀璨、欣欣向荣。民国期间，欧风东渐，大医先贤们，一方面弘扬国粹，容纳新知，积极探索中医发展之路；另一方面，在传统医学危机存亡之际，勇于挺身而出，坚决捍卫中医地位与尊严。中华人民共和国成立后，党和国家对中医药事业极为重视，海派中医迎来了久违的春天，重新焕发出勃勃生机。在社会主义新时代，中医药学作为中国传统文化的精髓，又承载着复兴中国传统文化的历史使命。习近平总书记提出："中医药学凝聚着深邃的哲学智慧和中华民族几千年的健康养生理念及其实践经验，是中国古代科学的瑰宝，也是打开中华文明宝库的钥匙。"在这种背景下，"海上医事——近代上海中医文化"系列丛书的出版，极具现实意义，可谓适逢其时。

"海上医事——近代上海中医文化"丛书由梁尚华和黄瑛领衔编写，上海中医药大学科技人文研究院多位专家参与，是集体研究成果的结晶。该丛书内涵丰富，从不同角度考察了近代上海中医药文化的表现形式，极具文化、学术和史学价值。约略言之，其主要内容如下。

一、《医政医事》——斟民国之医政，酌当今之得失

《医政医事》辑录了民国时期上海实施或颁布的与中医相关的法律、法规，以及公布后所产生的社会反响和相关重大事件。

《旧唐书·魏徵传》说："夫以铜为镜，可以正衣冠；以史为镜，可以知兴替；以人为镜，可以明得失。"以民国之医政为镜，可知兴替而明得失。现代医政制度肇始于民国时期，然而当时社会动荡、战乱频仍，医之政令频繁变动、朝令夕改，从最初之"漏列否定"，到后期之"自治管理"，均未能给中医教育一个合理地位，导致在上海创办的多所中医学校在纷乱的政令中风雨飘摇、举步维艰。此外，当时的医政制度基本仿照西方，罔顾中国实际，导致水土不服、文化冲突。从这些特色政令与事件中，既可看出当时国民政府对传统医学的冷漠与摧残，亦可看到中医前辈为维护中医地位与尊严而做出的不懈努力与不屈抗争。

二、《讲稿选萃》——研名师之讲义，究岐轩之奥赜

《讲稿选萃》辑录了民国时期上海中医教育名家丁甘仁、包识生、恽铁樵、程门雪、章巨膺、秦伯未、承澹盦、钱今阳、许半龙的各科讲义，按医经、诊断、临床各科排序，还节录其中能反映名家教育思想和临床特色的内容，并配以教材图片。

"讲义"一词，原指讲经说义，后亦指讲经说义之稿。唐代羊士谔在《郡斋读经》一诗中谈其读经心得，道："息阴惭蔽芾，讲义得醍醐。"先贤论道，知无不言、言无不尽。丁甘仁等前辈之讲义，乃其毕生心血所凝聚，岐轩之奥赜、仲景之义理，无不蕴涵其中。如能细心研读、悉心揣摩，必能登堂窥奥，如醍醐灌顶、豁然开朗，如春雨润物、沁人心扉。

三、《名医传芳》——述名医之生平，传杏林之芳馨

近代上海，名医荟萃、学术交融。他们创社团、建医院、办学校、印报刊、编书籍，留下许多佳话，在近代中医史上描绘出浓墨重彩的华章。

《尚书·君陈》曰："至治馨香，感于神明。黍稷非馨，明德惟馨。"近代中医先贤们不仅医术精湛，而且品德高尚。追忆先贤往事、缅怀其鸿轩凤翥之风，可以更加全面、深入地感悟为医之道。本书收集、整理了丁甘仁、王仲奇、张骧云、朱南山、蔡小香、恽铁樵、严苍山、章次公、顾筱岩、程门雪、秦伯未、陆瘦燕等五十余位近代上海中医名家的生平事迹、医事活动、医学成就，并简要介绍其学术特色，使读者既可了解医家其人其事，亦可略晓近代上海中医的发展历程。

四、《名家方案》——读名家之医案，钩治病之良方

近代著名思想家章太炎先生曾说："中医之成绩，医案最著。欲求前人之经验心得，医案最有线索可寻，循此钻研，事半功倍。"清代医家周学海亦云："宋以后医书，唯医案最好看，不似注释古书之多穿凿也。每部医案中，必有一生最得力处，潜心研究，最能汲取众家之所长。"医案是前辈医家治疗经验的如实记录，亦是其一生行医最得力之处，用药之道，治病良方，靡不具备。如能悉心挖掘，钩沉索隐，必然大有裨益。

《名家方案》辑录了晚清至民国期间上海中医名家的医案著作，选录何鸿舫、陈莲舫、汪莲石、丁甘仁、曹颖甫、朱南山、陈筱宝、张山雷、恽铁樵、曹惕寅、王仲奇、陈无咎、祝味菊等名家医案，并从医者、疾病、患者等角度进行简单评述，使读者从这些医案著作具体鲜活的临床诊治个案中，了解近代中医医家的医学观点、医疗方法，近代的常见病、多发病，以及医学实践中的人文情怀。

五、《医事广告》——搜医事之广告，揽医林之胜景

"广告"一词，顾名思义，广而告之也。中国的广告文化，渊源流长。灯笼、酒旗、对联、匾额，皆为广告的雏形。唐代杜牧有诗云，"千里莺啼绿映红，水村山郭酒旗风"，即是对酒肆广告的一种描述。

医事广告，古已有之，而且数量颇为可观。时至近代，伴随着报刊等新型广告载体的涌现，现代意义上的广告才真正出现。近代上海医药广告，林林种种，蔚为可观，无疑是一道亮丽的文化风景线。

本书对晚清开埠至中华人民共和国成立近百年间的医药广告，进行纵向梳理、分类编撰。其中既有五花八门的各种医药广告载体，也有形形色色的医药广告内容；既有海上名医的广告趣闻，

也有中药老字号的广告生意经；既有国货运动中的医药广告，也有医药广告领域的传奇事迹。阅览此书，可以从一个新的视角去认识和了解上海近代医疗文化的丰富和多姿。

六、《医学交流》——记医学之交流，录海上之风云

晚清以降，世事变幻，风云激荡，西学东渐的思潮席卷中华大地，传统医学首当其冲。在异域文化的强势攻击面前，国人茫然无助者有之，颓丧失意者有之，屈膝投降者有之，然而更有高瞻远瞩之士，积极交流、多方沟通，探索中医发展之路。无论是西医的"强势闯入"，还是中医的"自信走出"，都离不开上海这一政治、文化、经济、医学等诸多方面的荟萃之地。

《医学交流》辑录了1840～1949年间上海医学的对外交流情况，由展会、书籍、技术、药物、疾病、教育、人物、机构等内容组成，涵盖了沪上药物贸易、医药交流展览、医技传播、医界医事、医校医院、各类译本等诸多方面的基本情况，使读者可以领略近代上海医学交流的风云画卷。

七、《医林闻趣》——载医林之轶事，瞻先贤之雅趣

《医林闻趣》将近代上海中医药领域的一些著名医家的临诊特色、日常生活、社会活动、人际交往、雅趣嗜好等方面的趣闻轶事，编撰成可读性较强的叙事性故事，以重现当时海派中医鲜活的医人事迹。全书分为"医人趣闻""医事闻趣""药事闻趣""名人与中医轶事"四部分，就像多棱镜一样折射出这一时期上海滩各路医家多姿多彩的临床特色和包容扬弃的医学文化氛围。

八、《药肆文化》——鉴药肆之文化，观国药之浮沉

《药肆文化》主要介绍了近代上海国药业的情况。上海自开埠以后，国药业进入了繁荣时期，著名的"四大户""八大家""四大参号"及粹华、佛慈等药厂纷纷建立，上海国药业亦组成了国药业同业会及国药业职工会等组织，参与了近代上海的救国运动。

本书通过对药肆文化的记述，向读者介绍了近代上海国药业许多不为人知的一面，以此纪念那个风云动荡的年代，国药业与之沉浮的动人故事。

九、《医刊辑录》——溯期刊之往昔，忆国医之峥嵘

寻访老期刊，是一次别开生面的揽胜之旅。然而，回顾中医药的老期刊，更多的是一趟文化苦旅。翻开这些泛黄的册页，满目触及的是战斗的檄文、激烈的辩述，还有深刻的反省。历史上的中医药从未如此窘困，也从未如此澎湃。

本书收集1840～1949年上海行政区划内出版和发行的中医药期刊30余种，从中发掘有意义的文章、期刊背后的故事、创办的前因后果等，并简单介绍期刊的开办时间、发行周期、板块设置、创办者和出版者、期刊特点、重要文章等。内容取材广泛，围绕期刊讲故事，以求展现近代中医药老期刊的精神风貌。

十、《医家遗墨》——品大师之遗墨，赏儒医之风骨

古人云，闻弦歌而知雅意，而赏医家之翰墨，更能领略其儒者之风范，高雅之情操，恬澹之心境。

海上中医大师们不仅医术精湛，而且多擅长笔墨丹青。例如，寓居上海的一代名医王仲奇先生，不仅以新安王氏内科的高明医术饮誉海内外，而且学问造诣深厚，医案文采飞扬，常引经据典，且工于书法，故深得著名画家黄宾虹赏识，黄氏曾称赞其处方："笔墨精良，本身就是书法艺术品。"又如，海派名医程门雪多才多艺，有诗、书、画"三绝"之誉。国画大师王个簃称其"不以诗名，而境界高雅，时手鲜有其匹"。

《医家遗墨》介绍近现代上海中医名家的著书手稿、处方药笺、题署序跋、诗画文墨等，图文并茂，并联系社会文化背景，稍加释读，使读者感受当时医家的笔墨文化。

结语

传统是从过去传延到今天的事物。凡是被人类赋予价值和意义的事物，传延三代以上的都是传统。传统的功能是保持文化的连续性，为社会带来秩序与意义。传统是人类智慧在历史长河中的积淀，是世代相传的行为方式，是规范社会行为、具有道德感召力的文化力量。而传统的特色又往往是其生命力之所在。纵览全书，"海上医事——近代上海中医文化"有以下特色。

文化立意，钩深致远。一个民族的复兴或崛起，常常以民族文化的复兴和民族精神的崛起为先导。中医药学作为中国传统文化的精髓，同时承载着复兴中国传统文化的历史使命。"国医大师"裘沛然曾说："医学是小道，文化是大道，大道通，小道亦通。"故本系列丛书以文化立意，从文化角度来探讨海派中医，可谓探赜索隐，钩深致远。

包罗万象，无所不涵。本系列丛书涵盖了海派中医文化的方方面面，如医政、讲稿、医案、广告、期刊、书画等，林林总总，不一而足，似万花筒般包罗万象、无所不涵，又如多棱镜般折射出五彩缤纷、绚烂夺目的文化百态。书中既有钩深极奥、严谨务实的讲义、医案等，又有通俗易懂、生动活泼的趣闻、轶事，故适合各类人群阅读。

以史为镜，酌古斟今。本系列丛书不仅从文化角度横向探讨海派中医的各个方面，而且从史学角度纵向梳理海派中医的发展脉络，使医学研究更加全面严谨，愈发血肉丰满。《战国策》说："前事之不忘，后事之师。"传统医学的发展，如同"泛泛杨舟，载浮载沉"，并非一帆风顺。民国时期，"瑰宝蒙尘"，海派先贤们一方面竞尚新学，冀图振兴，一方面涵泳古今，铁肩卫道；而"浮薄幸进之流，则视吾国固有文化如敝屣，毋问精粗，罔辨真伪，唯恐扫除之不力，甚至有倡言废除汉文者，直欲从根本上消灭中华文化，更何惜于民族医学。"（裘沛然语）反观今日，仍有浅鄙之流诋毁中医，抛出"废医验药"之谬论。故以史为镜，酌古斟今，重温那段历史，对我们当今如何发展中医，仍具现实意义。

陈寅恪先生曾说："华夏民族之文化，历数千载之演进，造极于赵宋之世。后渐衰微，终必复振。譬诸冬季之树木，虽已凋落，而本根未死，阳春气暖，萌芽日长，及至盛夏，枝叶扶疏，亭亭如车盖，又可庇荫百十人矣。"北宋王安石有诗云："岁老根弥壮，阳骄叶更阴。"历经五千年风雨沧桑的中医必将伴随着中华民族和中华传统文化的全面复兴而重新焕发绚丽光彩。大风泱泱，大潮滂滂，海派中医，以其"海纳百川、有容乃大"的气魄，亦必将站在时代潮流的浪尖尽展英姿，再领风骚。钱穆先生曾说："任何一国之国民，尤其是自称知识在水平线以上之国民，对其本国已往历史应该略有所知。所谓对其本国已往历史略有所知者，尤必附随一种对其本国已往历史之温情与敬意。"值兹"海上医事——近代上海中医文化"即将付梓之际，乃握管濡毫，书是序以弁简端。

王 键

戊戌年立冬时节于少默轩

医疗卫生是与民生息息相关的事业，其发展不仅有赖于社会经济、文化的水平，更可映射出这一时期的社会文明程度，而传统中医更是与中国社会及人文精神密切相关。

　　上海自开埠以来，迅速成为近代中国的商业、工业、金融中心。在经济、文化繁荣兴旺的同时，也带来了医疗卫生事业的昌盛。这一时期的上海，吸引了周边乃至全国各地的中医名家长期驻足，成为中医药文化发展和传播的重要地区。但近代西风东渐的社会环境下，中医始终面临着生存危机，在得不到国家政策、财力等支持的情况下，上海中医界在积极抗争救亡的同时，吸取西方医学的科学思想，通过兴办中医学校、创办中医社团、发行医学报刊、编写学校教材来培养中医人才，并借鉴西方医学先进的科学理念，积极开办医院、建造药厂、创办中医书局来促进当时的中医药事业发展。因此，尽管近代中医药发展在政策上受到了压制，但是在当时的上海地区，中医药事业发展还是呈现出了百家争鸣、百花齐放的繁荣局面，成为近代中医药学术发展的中心。

　　近代的上海，由于地域、经济、人才等方面的优势，始终引领着中医药学术和文化发展方向，而上海中医界善于兼容并蓄，具有勇于扬弃、开拓创新的汇通新思想，逐渐形成了具有多元文化背景、海纳百川的海上中医现象，即后人所称的"海派中医"。

"海上医事——近代上海中医文化"丛书通过对近代，特别是民国时期上海医政医事、医家传略、名家医案、医家传薪讲稿、民国医刊、医家遗墨、医林闻趣、药肆与药厂等方面的重温和描述，试图从多个角度向读者展示近代上海中医药学术和文化特色，使读者在阅读后既能了解近代上海中医药发展的历史，又能领略多姿多彩的海派中医文化现象。

本套丛书分为十册，分别为：《医政医事》《名医传芳》《名家方案》《讲稿选萃》《医刊辑录》《医家遗墨》《医林闻趣》《药肆文化》《医事广告》《医学交流》。每册书中适当配以图像资料，以增加内容阅读的生动性和有趣性，使阅读群体不仅仅局限于中医专业人士，更有广泛的受众。

丛书编撰过程中，在收集具有代表性的近代中医政策、中医事件、中医代表人物生平事迹时，尽量将一些目前正在研究但尚未报道或报道较少、鲜为人知的中医人、中医事及医家遗作遗墨等收录丛书，以充分展示近代上海中医药发展的历史脉络及中医药人文特色。

编 者

2018 年 4 月

编写说明

　　寻访老期刊，是一次别开生面的揽胜之旅，印象中充满花花绿绿的美人图画，千奇百怪的舶来风尚，以及林林种种的市井故事。但是，回顾中医药的老期刊，更多的是一趟文化苦旅，翻开这些泛黄的册页，充满了战斗的檄文、激烈的辩述、深刻的反省。历史上的中医药从未如此窘困，也从未如此澎湃。

　　近百年来，"期刊"伴随着现代科学技术的汹涌浪潮进入了古老中国。它作为一种新的知识载体，改变了只有书籍传承医学知识的方式。它记录了中医学面对现代医学的冲击，不断自我反省，主动革新，积极寻找出路的嬗变过程，同时也从侧面反映出中国社会动荡的历史背景。上海作为中国打开国门之后最为重要的城市，各种思想汇聚而成蔚为大观的"海派"文化，其中有各地涌入的中医界名家，也有带着海外留学背景的医学名士和外国传教士。他们发起和创建了许许多多期刊杂志，这些期刊对保护中医学的传统、启迪中医学人的新思维、加强中医学界的学术交流、普及医疗卫生保健知识、提升大众健康意识，起到了重要作用。据初步统计，从1812年至1949年间，全国有约322种中医药类期刊，其中在现代上海行政区划内编辑出版的期刊就有约123种，足见上海对近代中医药学思想的辐射作用巨大。由于战乱、人员变动、经费等各种因素影响，这些期刊常无法按期按量出版。

每一本期刊都有自己的故事，每一个故事都展现中医学发展的不同面貌，后来的人可以从不同角度读出不同的故事。本书采撷其中具有一定代表性的期刊进行简要介绍，同时于每本期刊之后选录原文一篇，以便读者简单了解近代上海中医药期刊发展的概况，也可为相关专业人士提供研究的门径。

面对无章的老期刊，每个人都如盲人摸象，可能仅见其一隅，作者也难以避免。另外，作者因着偶然，进入了民国老期刊的世界，遇着激愤或拍案叫绝之处，难免用词随性而欠缺考证。因此，本书并非想做一番严肃的历史研究，而只是将作者所见及所想点滴呈现，或有疏漏，甚至偏颇。若读者能存包容之心来看待它，则作者惶恐之心能获一丝安慰。唯求能拂去掩于民国中医老期刊上的尘土，若能重新引发世人的兴趣去探求这些期刊以及这些中医前辈所走过的路，则深感欣慰。

康欣欣

2019 年 4 月

■ 纷乱与争斗,《医学报》背后的故事
　　附:《医学公报》《中西医学报》《德华医学报》—— 1

　《医学报》—— 3
　《医学公报》—— 8
　《中西医学报》及《德华医学杂志》—— 9
　刊文辑录 —— 11

■ 百折不回,临大节而不可夺志
　　——神州系列医刊(《神州医药学报》《神州医药》《神州国
　　医学报》)—— 17

　一、神州系列医刊的多变表现 —— 20
　二、神州医药学会的坎坷历程 —— 22
　三、神州系列医刊的内容 —— 25
　刊文辑录 —— 27

■ 煌煌医刊,烨烨杏林
　　——中医院校校刊录 —— 33

　一、上海中医专门学校下属刊物 —— 36

（一）《上海中医专门学校恒星社医报》—— 37

　　刊文辑录 —— 39

（二）《上海中医学院年刊》—— 39

二、中国医学院下属刊物 —— 45

　　（一）《中国医学院院刊》—— 46

　　刊文辑录 —— 48

　　（二）《中国医学院月刊》与《上海市国医公会月刊》—— 49

　　刊文辑录 —— 52

　　（三）《中国医学院毕业纪念刊》—— 52

　　刊文辑录 —— 53

三、上海国医学院下属刊物 —— 54

　　（一）《上海国医学院院刊》—— 55

　　刊文辑录 —— 58

　　（二）《国医学院辛未级毕业纪念册》—— 60

四、《国医讲习所季刊》—— 62

　　刊文辑录 —— 64

■ **知我罪我，其惟春秋**
　　——《医界春秋》—— 67

《医界春秋》—— 69

　　刊文辑录 —— 78

■ **形影踯躅，中医之光**
　　——《医光》—— 79

《医光》—— 81

　　刊文辑录 —— 84

■ **改良中医，务实学术**
——《中国医学月刊》—— 87

《中国医学月刊》—— 89

刊文辑录 —— 91

■ **化中医为世界医**
——《中医世界》(《中医世界季刊》) —— 95

《中医世界》《中医世界季刊》—— 97

刊文辑录 —— 108

■ **辛辣中医的医学路**
——《自强医刊》—— 109

《自强医刊》—— 111

刊文辑录 —— 118

■ **民国的"黄帝岐伯对曰"**
——《中医指导录》—— 121

《中医指导录》—— 123

刊文辑录 —— 126

■ **医学牛犊与大时代**
——《光华医药杂志》—— 129

《光华医药杂志》—— 131

刊文辑录 —— 140

■ **战地黄花分外香**
　　——《新中医刊》—— 143

　《新中医刊》—— 145
　刊文辑录 —— 150

■ **演讲三章，小医刊的大格局**
　　——《联谊医刊》—— 153

　《联谊医刊》—— 155
　刊文辑录 —— 159

■ **桃之夭夭，灼灼其华**
　　——《中国女医》—— 161

　《中国女医》—— 163
　刊文辑录 —— 168

■ **温故而知新**
　　——《医文》—— 171

　《医文》—— 173
　刊文辑录 —— 176

■ **讲述中国医学自己的故事**
　　——《医史杂志》—— 179

　《医史杂志》—— 181
　刊文辑录 —— 186

■ 同声共气，金声玉振
　　——上海郊县中医期刊掠影 —— 189

一、《青浦医药学报》—— 191

二、《南汇医报》《南汇医学月刊》—— 192

三、《松江县中医师公会会刊》—— 194

四、《嘉定中医周刊》—— 195

刊文辑录 —— 198

纷乱与争斗，
《医学报》背后的故事

附：《医学公报》《中西医学报》
《德华医学报》

《医学报》

　　《医刊辑录》主要以民国时期上海地区创办或发行的中医药期刊为收录范围，但是有一本期刊，她刊行久远，由清至民国，其内容丰富，背后的故事精彩，以至作者不忍剔除，按捺不住想要作为本书的首篇期刊加以介绍。

　　这本期刊就是《医学报》（图1）。她创刊于清光绪三十年（1904年）4月，由中西汇通名人周雪樵发起，上海中国医学公报社编辑出版，上海中外报馆代为发行，行销国内19个省及香港地区，远及日本等地方。这是第一份由中国人创办的中医期刊，且在1904—1908年间，一度是国内唯一的中文医学期刊。同年（1904年）8月，医学研究会成立，次年

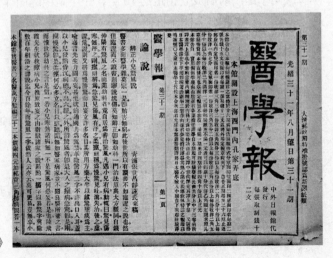

图1 《医学报》

（1905 年），医学研究会改组成立中国医学会，又以该刊为会刊。这一点与一般期刊先有学会后有会刊不同，她是以期刊吸引会众，会众聚以成会，可见其影响之巨。

创刊者周雪樵（1864—1910），字维翰，江苏常州人，久居苏州，廪贡生，精通医学，兼知西学。有学者称之为中西汇通派在中医界的先驱。他曾预言中西汇通的三个阶段是：第一阶段"中学为体，西学为用"，第二阶段"取彼之长补我之短"，第三阶段"合同而化悟"。可见，在中西医学的问题上，他是一个理想主义者，还没有想象到中西汇通未来的路将充满荆棘。

《医学报》自 1905 年 5 月起，分别刊出书本和零张两种。书本每月一册，每册 3 期。零张 1910 年 2 月起改为半月刊，每期两张，卷期另起。就期刊形式而言，《医学报》不同于之后介绍的其他期刊，他们多采用书本的方式，而少数采用零张。

清末的中国医界并无明显的中西医界限，报刊亦不冠中西字样，内容常中西兼顾，团体也多统称医学会。如果有称"西医界"，多指外国教会的医师团体。中国的医学会成员中也多有接受过现代医学教育的人士，如俞凤宾、汪惕予等。在医学团体中，周雪樵组织的"中国医学会"，应该和 1916 年颜福庆、伍连德等人组织的"中华医学会"相区别。后者是以西医为主的医学团体，其中也包含中医人士参与，该组织一直延续至今。这两个组织前后成立相距约 10 年，一个是中医团体，一个是西医团体，但在名称上也都不明确标明"中医""西医"。

创刊于这一时期的《医学报》，并不着重于中医或者西医。创办者周雪樵以它为一方阵地，来施展其医学抱负。他说："当此外力膨胀，中医腐败之时，有此一报独辟町畦，熔铸中外、保存国粹、交换知识，则慰情胜无。"[1] 从中可以看出周雪樵的创刊意图。在《医学报》的发刊词中，周雪樵明确办报的宗旨为"群学之胚胎，改良之起点"，说明通过改良来保存中医药的思想是他医学思想的出发点。

该报创办初期，编辑经营等事物都由周雪樵具体执掌。之后因受聘

---

[1] 周雪樵.惠书汇录 [J]. 医学报, 1904 (5): 1.

于山西医学教习，周雪樵将《医学报》转于王问樵打理。因此，自第80期起，《医学报》的主编易名为"王问樵"。1907年，周雪樵正式卸任中国医学会会长职务，此时中国医学会重新改组，由当时的上海妇科名医蔡小香（1862—1912）任会长，副会长由丁福保（1874—1952）、王问樵担任。《医学报》继续作为为该会会刊。该报在经济上由蔡小香及中国医学会会费支持，编辑人员加入彭伴渔，报务由郑端甫襄理。1908年5月第87期起，增补丁福保为该报编辑。

新人的加入，加强了中国医学会和《医学报》的实力，但也增加了更多的不确定性。学会核心人物中，主编王问樵是蔡小香的学生；丁福保留日归来，讲学京师大学堂，风头正盛。另外作为老人的何廉臣（1861—1929）[1]为开明中医，1906年离开上海，返回绍兴，但并不想淡出学会活动。

在如何评价中西医，怎样改良中国医学的辩论中，蔡小香、王问樵有师生之谊，观点相近形成一派，丁福保与何廉臣都为外乡人，四处游学，接触过新式医学，故而结为另一派，双方争执不下，这种争执导致了《医学报》的分裂。

1908年夏，《医学报》连续数月刊登广告，号召会员投票推举中国医学会会长、副会长、评议员等。但在诸如开办医学讲习所、设立药品陈列所，以及创办医院等议题上出现较大分歧。丁、何联手，在未经多数会员实际同意的情况下，以非正常方式主导通过新的会章，并任命丁氏弟子顾鸣盛取代王问樵担任《医学报》主编。这一事件激化了双方的矛盾，多数会员因不满丁、何做法，纷纷公开发表声明，表示支持王问樵留任。《医学报》的刊行自此陷入困境。

由于丁、何一派已经实际把控《医学报》，蔡小香、王问樵决定另刊《医学公报》。1908年12月20日，《医学公报》预出一期。丁、何一派的《医学报》，在顾鸣盛的主持下于1910年元旦出版，并重新编排为第一期。而蔡、王一方则在1910年2月24日正式接续原《医学报》出版第127期，但名称改用《医学公报》，每月出版两期。

_____

① 何廉臣在周雪樵主政时任副会长。

　　双方一前一后，分别各自刊行期刊，开始相互竞争。丁、何一派的《医学报》为增加竞争力，打出免费赠阅三个月的广告，报刊中夹带传单，以"中国医学会分会"和正会长蔡小香的名义向会员发布通告，并对原主编王问樵进行人身攻击，挑拨蔡小香和王问樵之间的关系，在医学会会员及广大读者中引起巨大混乱。而王问樵亦在《医学公报》中对丁福保予以反击。双方相互攻讦，争斗不下，最后诉讼至上海道，道尹蔡乃煌判《医学报》继续由王问樵办理。由于丁福保已经从中国医学会退出，另创中西医学研究会，因此顾鸣盛主持的《医学报》在出版七期之后更名为《中西医学报》。

　　在《医学报》的纠葛当中，医界舆论对丁福保一派不利。如南京医学会即决议会员不得参与丁氏学会的活动。丁氏支持弟子顾鸣盛发表了一些极力攻击中医腐败的文章，虽然没有明确提出废止中医，但是却时时处处推崇日本的医事改革。为此蔡、王一派于1910年春组织了第一次关于中西医问题的辩论，题目为"诋肆中医之腐败滥觞不在东西医而在甘为东西医奴隶之医说"。《中西医学报》则刊出《论医学会课题之怪异》一文侧面回应。

　　《医学报》的纷争，反映了中医西化道路中两种不同思想的碰撞。丁、顾一派主张锐意改革，积极学习西医；而蔡、王一派则主张更新不可过骤，反对尽弃旧学，"中学为体，西学为用"。分析这种纷乱局面的原因，除却局中人物的性格及处世作派不言。究其原因，主要有以下两点。

1. 医学改良理念的不同

　　丁福保早年官派进入日本考察，日本汉医的兴衰史及旅日见闻，使得他感慨万千。"缅彼扶桑，可为殷鉴。今吾国当新旧交哄之际，诚宜淬历精神，冒险进取，纳西方之鸿斌，保东国之粹言，讵能固步自封，漠然置之耶"？这句话出自顾氏《医学报》的发刊词，虽署名为蔡小香撰写，但实为丁福保托笔。从字里行间，可以看出丁福保欲仿造日本模式改造中医的意图，且其方法为"淬历精神，冒险进取"。王问樵本不反对输入吸收西医知识，也主张输入西医之长以弥补中医之短。在其主持《医学报》期间，也秉持了中西并重的路线，而且他还主动邀请丁福保加入该报纸的编撰。但在如何衡量中国医学的方式和方法上产生了分歧。"今日者，一新旧过渡之时代，亦一新旧交哄之时代也。第过渡本于自然，交哄出于强然，其间利弊，有不同不辨者。泛棹中流，不自觉而舟已前进，如其哗然群起，欲一跃以登彼岸，则覆舟之祸、灭顶之凶，势所必至"。王问樵的话无疑非常具有针对性，他反对丁福保的疾风突进方式，希望能遵从学术发展的内在规律，自然渐进，以实现中国医学的改良。

2. 医学背景的不同

在民国时期的医学界，有两股力量，一股是土生土长的医学人物，接受了传统医学的教育，对现代医学有所耳闻，甚至完全没有接触，这些人是人们眼中传统的老中医；另一股是走出国门、接受了现代医学教育或思想的人物，这其中有很大一部分留学于日本或欧美。这次纷争事件的主角，恰恰是分属于这两股力量。对于接受洋务思想的人而言，走出去看世界之后，反观落后而积重难返的国势，深受震动。对照日本，仰赖明治维新之势，彻底与过去决裂，积极拥抱西方，短时间内由受人殖民的蕞尔小国，摇身一变跻身世界强权的例子，对这些人的触动尤为剧烈。回国之后，他们投入到各行各业的变革之中，如孙中山、秋瑾、蒋介石、汪精卫、鲁迅、余云岫等。触之欲深，变之欲切。为了改变现状，这些人回国之后，无法实现改良，则投入暴力革命的队伍。因此，其做法偏于激进。对于传统思维的人而言，虽然也深感国运不济，认识到国家需要改变，但这种认识远不深切，甚至将之归于一般的政权更迭，社会动乱，类似于历朝历代之动荡。他们很多时候会顾全现状，行事求周全稳妥。因此，当两种不同出身背景的人碰在一起，加上可能有潜在的人情及利益纠葛，必然引发冲突，至于是否能调和，又和个人的性格修为有关。因此，医学圈子里的小纷乱，也是那个时代混乱的具体体现。

蔡、王一派编辑《医学公报》（图2），而丁福保则另开办《中西医学

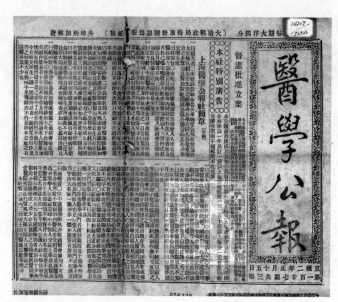

图 2 《医学公报》

报》。两家《医学报》分道扬镳，各自发展，走出两条不同的道路。下面我们来分别讲述两家的发展过程。

《医学公报》

该报以"公报"命名，宣称："共事则至公无私，发论则大公无我，绍先圣先贤之绝学，公其学于同人，合群策群力之多赀，公其赀于斯社，同谋公益，各尽公心，其亦公事公办也欤。"其宗旨为：以"提倡医风为宗旨，务使人人皆有良医""造福环球，是所厚望"。①

通篇以"公"论报，足见该报针对丁福保私心过重之愤。《医学公报》继续坚持王问樵的理念，衷先圣而推经典，"不读仲景书开口便错，不善读仲景书着手便错"，同时对报纸的办报思路定为"慎诊断，破陋习，记生效，重人格，征伟论，纠偏驳，考心得，善编辑，结团体"。

① 天佑.上海医学公报社简章［J］.医学公报，1910，2（25）：1.

但丁福保对败诉并不甘心，他以名誉受损为由对王问樵提起控告，王氏已成功立案的《医学公报》被督宪注销解散。经原中国医学会同人的维持，仍然得以继续出版。此前王问樵已于 1910 年 5 月 24 日举行的医学公会大会上辞职。因此《医学公报》在当年 6 月 15 日出版第 137 期后，终因主持乏人，停刊半年之久。由于各地会员的强烈要求，蔡小香于 1911 年 2 月 25 日勉励复刊，出版了第 138 期。但是由于主持人都忙于诊务，难以分心于笔墨事务，复刊仅仅维持了七期，在辛亥革命前夜，纷乱不断的《医学公报》止步于 1911 年 6 月 15 日第 146 期。

《中西医学报》及《德华医学杂志》

另一边，丁福保、顾鸣盛等在《医学报》主持不顺的情况下，于 1910 年 5 月（宣统二年四月）另行创办《中西医学报》，译名为 *The International Medical Journal*，月刊，依托其开办的中西医学研究会出版，上海医学局刊行。发行所为上海新马路昌寿里。其宗旨定为：介绍医学学识，阐扬卫生真理，养成健全的人格和真确的判断力。发刊初期不分卷，以期计算，14 期后（1912 年 5 月）改从 3 卷 1 期开始排印。

1918 年 7 月，因丁福保编撰《说文诂林》，该书卷帙浩繁，计 1 000 余卷，难于兼顾，因此暂停该报。1926 年 8 月丁福保的儿子丁惠康接手该报，随着丁锡康及留德医师丁名全的加入，该刊于 1928 年 1 月更名为《德华医学杂志》（图 4）。运作一年后，1929 年 7 月，由沈乾一再次将该刊恢复为《中西医学报》。

纵观该报 14 年历史，作为一本专业的医学期刊，能坚持如此之长的时间，在民国乃至近代期刊的历史上都属罕见。这不得不归功于其经营上的策略得当，从开办初即发起函授广告，1910 年初刊时发起新医学函授，"仿实业函授学校之例，以通函教授法，教授各科浅近普通新医学"[①]，并

---

① 中西医学报社.函授新医学简章［J］.中西医学报，1910（1）：19.

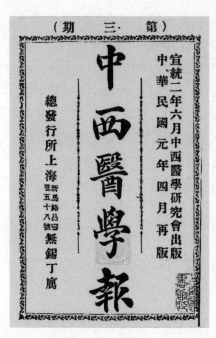

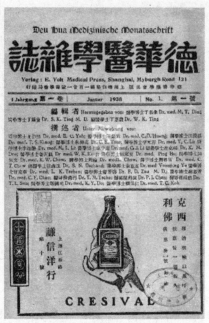

图 3 《中西医学报》　　　　　图 4 《德华医学杂志》

代售中西医学社刊印的医书目录，如《新脉学一夕谈》《家庭侍疾法》《西药实验谈》等。后又发起新医学研究社，开始招收普通人学习医学知识，其所采用的讲义、参考书皆为自身编写出版。对普及大众医学知识，提升民众的科学素养起到了一定的积极作用。对于完成研究社函授课程的人员，还颁发中西医学研究社社员证。《中西医学报》另与各大药厂联营，代售药品，而所代售药品广告植入其刊印的书籍中，如《西药实验谈》中所提及药品均可从报社购得。该报所依托的中西医学研究会还开办十余所分会，如浦东医会、金山医学研究会、中外医学研究社、严陵医学研究会、扬州中西医学研究会等，以扩大影响力。另外在价格上也相当灵活，经常半价销售甚至赠阅。

　　在丁福保的精明运作下，《中西医学报》虽为私款开办，但其开学会、刊书籍、办函授、招学徒、卖药品，由学而商，多种经营，从而获得充足经费，甚至能自建三层洋楼，并且还能迁址至更为繁华的地段（静安寺路 39 号洋房，跑马场附近）。丁福保营商的才能，从整个民国中医界甚至知识界来看，也很少有人能与之比肩。

回归医学学术的论题上,《中西医学报》也是非常成功的一本期刊。丁福保笔墨雄劲,该刊刊载其文 150 多篇,其中论说、学说类 102 篇,医话丛录、笔记杂文传记类 56 篇。这些文章大量地介绍近代西方医学知识,顺应求新学的时代潮流。他力求以科学的态度去研究传统中医药。刊中除了丁福保一人的光辉之外,还培养出陈邦贤这一医史学巨匠,他为该刊共撰写了 50 余篇文章,其重要著作《中国医学史》被连续刊载,这部书是中医历史研究的开山之作,奠定了医学史研究的基本框架。

在短暂的《德华医学杂志》时期,由于主办人的西医学背景,该刊的中医色彩褪去,大量介绍现代医学进展及德国医学现状。

从《医学报》到《医学公报》和《中西医学报》,乃至之后的《德华医学杂志》,医学界的纷争随着事件主角的渐渐淡出得以暂时平息,但关于中国医学未来的讨论一直延续,后来的历史进程表明,这种争斗愈演愈烈,并未随着国家政权的更迭而有平复的趋势。中国的传统医学,尽管被誉为"国粹",但她正站在十字路口,犹豫不决。是激进地向左走,坚决与过去决裂;还是缓步右行,不停左顾右盼? 有一点是可以肯定的,那就是不管她愿不愿意,历史的潮流都在不断推动着她向前走。

刊文辑录

《中国医学会序》

中国学术,古胜于今;西国医学,今胜于古,此中西学术之大凡也。岂中国之古人,胜于西国之古,而西国之今人,胜于中国之今欤? 然吾观希腊哲学、罗马政学,虽未能窥其全豹,而较之周秦诸子,未见其有劣也。而华人之肄业于英美大学校者,辄得其最优等卒业证书而还,则前说殆不足凭也。大抵处于古人之世,有古人之长,一曰专,二曰精;处今人之世,有今人之长,一曰因,二曰群。何言乎专而精也! 时愈古,则得书难,著书亦愈难。惟其得之难也,故必含英咀华,韦编三绝而后已。虽有高明之质,亦仅能以一艺终其身,则安得而不专也。今人则不然，藏书之家，动辄数十百万卷，浏览一过已苦，其难况能专乎！惟其著之难也，故以老子之才力，仅成《道德经》五千言，其他诸子者，大率相仿。今人则一日间已优为之，朝甫脱稿，暮传五洲，下笔千言，倚马可待，如之何能精也。然而今人之地位，亦有古人所不能希冀者焉。地球绕日，哥白尼一生之卓识也；地心吸力，奈端绝世之妙悟也。而今则五尺童子，皆知之。故一切器用衣饰，无不古朴，而今奢则因之效也。而学术可知矣，以因为未足也，复为学会，以群一方之材力。以学会为未足也，复为学报，以群全球之聪明。夫至以全球之心思材力而群攻一学，尚何学之不精乎？合数千年而为因，合五大洲而为群，于是今人之学术，遂非古人之所能梦见。故西人之古，非不如中国也。由中国之人不善用今人之长，致不如西人并不如古人也。学术然，医学亦何独不然。中国医书，浩如烟海，各有专长，批读不易，汇萃更不易。无适当之教科书，则难于因也。人自为方，师自为教，寒热虚实，渺无定法，则难于群矣。弃今人之长而与古人之长为比较，此学术之所以日衰也。而西人则利用其新思想以与我腐败之学术相见于学界，求其不亡也，可得乎？比年以来，各省医界，渐多团体，而为诊事所牵制，不能从容荟会者，实所在皆是。然今生之世，不利用今人之长，而乃贴伏古人范围中，禀承古人专制下，无乃甘为古人之奴隶，而辜负今日者，轮电交通之世界乎！爰为此会思，合中国各团体而成一大团体，以医会为之体，而以医报为之用。不为形骸之联合，而为精神之联合；不为仪文之联合，而为学说之联合。较之寻常医会，当更进一层乎。愿通人有道，联袂而来，为之执鞭，所忻慕焉。

此会简章已登上期报中。

[医学报，1905（37）：1.]

《祝〈医学公报〉歌》

二十世纪，医学文明，王君著先鞭；

先生通儒，又通医，热心任事体；

反对何为，维持由己，名誉谁与比？

公报风行，瞬息千里，会员齐附骥。

医学公报，医学公报，伊谁新创造；

破坏之后，益文明，口碑真载道；

热心医界，医界伟人，金约王问樵；

开通风气，保卫国民，报章之功效。

宝应医学研究会　李晓梧

［医学公报，1910（127）：4.］

《东来医院创办之缘起》

内伤一症，莫险于肺痨。是症计分三期，第一期遗精盗汗，第二期咳嗽吐血，第三期发热失音（以上不过举其大凡）。一期可治，二期难愈，三期必死。此病在中医，名曰弱症，在西医称为结核。结核者，因不洁空气中有一种微生体，由呼吸传入肺中。肺弱者遇之，即有核粒，在肺上结起。以上诸症，渐次以作，故曰结核（凡人项下及鼠蹊部，有小瘰疬者，皆由结核）。此皆数十年来，东西医学博士得知于显微镜中者（将病人之痰以显微镜窥之，则见有结核菌）。据各名医之剖解调查，咸谓五百死尸中，统计肺部有结核病者，约得四百九十五人。又据日本死亡人口统计，谓七人中因此病死者得一人。我国素不讲卫生，其中死于此病者必不止此数，惜无调查统计耳（近据上海工部局死亡统计，谓四人中因此病死一人。我邑闭塞，想又不止此数矣）。盖此病之所以如是盛行者，以其属于传染类（多由痰传染，因痰干随尘飞扬，吸入肺中，即沾染此病）。其来也渐，故其去也难。若不为之预防，则人每为之暗杀。此诚弱国弱种之大原，所谓甚于洪水猛兽者也（东西各国，消耗于此病之费，几较海陆军尤巨。近且誓于五十年内消灭此毒）。鄙人自幼时因于学校不讲卫生，即生此病。忆自十四五岁时，第一期之病。觉已时时发现，当时尚信中医之说，以为是阴虚阳虚也，久服其方无效。十八岁渐入二期，突然咯血，盈盆成斗。始取岐黄仲景及晚近名医各著述，晨夕研究（鄙人寝馈于中医者，殆已十年），按法立方，卒亦未见佳良效果。二十余岁时，病根渐深，年必吐血数次，然犹幸营养佳良，纳谷畅盛，尚未兼现别症。迨庚戌秋，因尽私立两等学校义务，精神失疗，旧病大发。始而咯血数斗，继而咳嗽频数。二期之症都已必现，身体遂不支。阅上海报纸，见有丁君福保所著述医学丛书发行（现已有九十余种），内言以西法治病甚见奇效。亟为购置，展阅一过，觉各症之原因、症状及疗法，皆如数掌上螺纹，无阴阳五行之谬说。遂将昔年所藏内科各书弃掷高阁，景仰之余，亟思疗治。去春决意赴上海，力疾跋涉，道出宜昌，精神愈疲。有英医安君者，略为诊断，即决为最险之症，颇难疗治。抵上海后，亟访丁君（丁君曾任大学堂译学馆生理、算术教习，数学、医理在上海称巨擘，医学尤为我国开创家）。丁君遂详加诊查，果诊得右肺已呈渗润，确为结核二期，疗以对症各法，咳嗽吐血诸症不一月而大减。嗣丁君又劝往日本青木学士处诊察，诊断出方，所见亦复相同。后丁君又语鄙人曰：肺痨一症，确系危险，最近发明新药，名"资培尔苦林"者，将此注入体内，较服药奏效尤速。现有李君振轩，专行注射疗法。盍往一诊，鄙人访李君。李君诊断后，果施以注射各手术，并内服药剂，表里兼疗。果不数月，而身体之健康，完全恢复。忆在宜昌，经安君诊断时，病势作何景象，至今又何景象，回首真不啻再世之人矣。病愈后，经丁、李二君指导，遂益。刻意卫生医学，始入伍公廷芳所发起之慎食卫生会（会中江浙名人三四百，本院已设分会），继入丁君所组织之中西医学研究会（会年内人已三四千，本院亦设分会），得与各名人讨论。因痛我国之黑暗及己身之疾苦，并闻东瀛肺病名医甚多，遂益有志游历，从事调查医学，诊察己病。去秋七月，由上海东渡，在东京得睹帝国医科大学之宏富，并经北里、桥本两名医之治疗，遂益。叹我国医学之退化，长此不知将如何矣。当与李君商榷，决意在我邑创办医院，以救疗同胞。幸李君亦抱社会主义，慨然应聘，即在东购置药物医具，九月回上海。于是约定李君任医药之劳，鄙人亦勉尽开办及担任薪金义务。数月以来，在申在万，经如许之手续，至今始克组织就绪。明知就绪之后，经济方面必有不足，然为吾邑医学开通计，为我同胞公共卫生计，不得不勉为其难。是所望于吾邑贤者，有以鉴鄙人之苦心也。李君，江苏阳湖望族，先年亦患结核，曾于章炳森先生（即章太炎先生之胞兄）处学习中医。上自岐黄仲景，下及金元各家，无不苦心研究。嗣炳森先生监督嘉兴中学，李君偕往担任算学教务（李君算术极精，十五岁时已通微积）。因精神过劳，病势益剧，遂决意将中国医学舍去，专养疴于英人所立之普济医院中，逾年病愈。因习西医于该院三年，后往游日本。先后亲炙彼邦诸医学大家，其于内伤外感及杂症，各治疗无不应手取效。而东语尤精熟，几与日人无异。鄙人在申在东，日与周旋，学问甚深，尤为钦佩。故特聘来万，以普救同胞，异日著手生春，同登寿域，不特鄙人之所希望，实亦同胞所共深庆幸者也。鄙人身患痨瘵，苦况倍尝，奔走半世界，以期挽回健康。幸未遽归朝露，敢不竭余力以期救同病于万一。今本院既已成立矣，用将此次经历及李君历史并创办之原委略述于此。

四川万县　陈兴忠

[中西医学报，1912，3（4）：1～4.]

《本报沿革史》

《德华医学杂志》，原名《中西医学报》，自发行以来，盖已十有八年矣。当1910年，我国虽在帝国专制之下，而人民雅有维新之思想。会无锡丁福保先生奉江督端忠敏命，专使赴日本，考察新医学。既归国，鉴于我国旧医之腐败，而振新医学之不容缓也。爰自筹经费，纠集同志，就上海派克路昌寿里，发起中西医学研究会，并刊行《中西医学报》，籍供远近医界之观摩，而谋公共卫生建设之实现。登高一呼，全国风从，医风为之沛然一变，而我国之新医学界至是始有蓬勃发达之象。嗣后入会者日众，《医学报》亦日见其推广。基础已立，因自建会所于派克路十八号，历在前清民政部并两江督江苏巡抚等处立案（民政部批：据禀及章程均悉该生等精研医理，设会请求革中西之学说，谋医学之普及，热心公益，深堪嘉尚，所请立案，自应照准。两江都督部堂张批：据禀已悉该生等联合同志设立中西医学研究会，系为维持公益，郑重卫生起见，志甚可嘉。察阅章程，亦尚妥洽，应准立案，即由该会自刊钤记，开用以资信收，仰上海道转饬遵照，仍候抚院批示。此批禀抄发，江苏巡抚院宝批：吾华医学迄无进步，皆由不能集思广益使然，所见甚是。该生等自筹经费，纠集同志，组织医学研究会，将以中西医学说供远近医界之观摩。用意至善，所拟章程，亦尚妥洽。应准如禀，立案仰上海道查核明确，饬县妥为出示保护，至此等会所近来有无由官颁发钤记。

成案所请，能否照准，并即由道查议详复，饬尊仍候督部堂批示，缴折存禀抄发）。至 1912 年，共和初建，民国肇造，遂重行呈准内务部立案（内务部批：禀及章程，均悉该生等专攻医理，精研生理，博采中西之学说，合谋医业之深邃。设会请求，实堪嘉尚，所请立案之处，应予照准。此批　中华民国元年）。时海内外同志已达数千人，会务日形发达。原有会所，不敷办公，因迁至静安寺路 39 号为总会事务所。会务进行，更不遗余力。翻译医典，都数百种，由医学书局发行。实开吾国医学界之创作，亦未始非我国医学界之好现象也。《医学报》出至第八年时，因丁福保先生编撰《说文诂林》一千余卷，不遑兼顾，于是医报暂告停顿。迨去年，其哲嗣惠康，毕业于同济医科大学，临诊于宝隆医院，遂出余绪，重绪第九年《中西医学报》。适名全毕业于德国卫慈堡大学，归国行医于海上。丁锡康君，自圣约翰大学医科毕业后，在工部局医院临诊亦已有年。遂相约将《中西医学报》改名《德华医学杂志》。而柏林大学屠开元君、徐光裕君亦驰书相勉，谓"祖国医学，陆沉久矣，振兴之责，端在吾侪"。会本志记者，蔡君适存、吴君尧祥，将于二月上旬赴德实地考察医学，并为本志搜罗材料。并荷，同志诸公，赐以匡助，而本志始得呱呱诞生，以第一卷一号遽与读者诸君相见。以其沿革之历史而论，则本志适为《中西医学报》第十年第一号也。而空前巨著之《说文诂林》，亦于此时告成矣。噫，本志一赫蹄书耳。顾其使命实至重大，惟同人才疏学浅，心余力拙，所希海内外同志诸公不吝，殊玉而教正之，幸甚盼甚。校阅既藏，略记本报之沿革史如上。

丁名全

民国十七年一月

［德华医学杂志，1928，1（1）：1～2.］

百折不回，临大节而不可夺志

——神州系列医刊（《神州医药学报》《神州医药》《神州国医学报》）

民国中医药期刊或多或少有开办困难的情况，神州系列的医刊就是这样一个典型。这系列的医刊由神州医药总会主办。该学会的成立于1912年，由于北洋政府"教育部漏列中医案"，为维护中医的合法地位，海上医界名流余伯陶、颜伯卿、葛吉卿、包识生等发起成立。神州医药总会联合上海、广州等19个省市中医团体迅速行动，在上海组成了"医药救亡请愿团"，在1912—1914年的抗争活动中起到重要作用。该会总会设在上海，先后在全国各地成立分会，并经北京政府内务部、教育部核准备案。但直到1928年上海卫生局成立后，才获批成为正式的中医学术团体。

1930年被南京国民政府以"名称怪异，组织不合"名义勒令整顿。1931年8月改组命名为"神州国医学会"。11月在教育部备案。1937年因日寇入侵上海而停办。战后1947年再次改组复办，改称"医师公会"，由丁仲英、陈存仁、陈树修主持，1951年解散。由于抗战结束之后，原神州国医学会的人员已经极大变动，会名及会刊都不再有"神州"的字号，因此，本文不再赘述。

神州医药总会成立之后立即创设医药书报社，筹设药品陈列所，刊发《神州医药学报》（图5），同时也创办神州医学传习所、神州中医

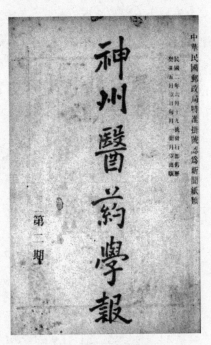

图5 《神州医药学报》

专门学校（之后改名景和医科大学）、神州医院，还筹组淞沪医士公会，与中华医药联合会、上海中医学会合组上海市中医协会（即之后的上海市国医公会）。神州医药总会以"负倡导全国医药界之责任"为己任，积极联合全国各中医药团体。在全盛时期，该会在全国有 70 余分支，会员最多时达上万人，影响巨大。尽管背靠如此雄厚的组织，但《神州医药学报》依然步履维艰，期刊的刊印一直处在飘忽不定的多变状态中。

一、神州系列医刊的多变表现

1. 反复停复刊

《神州医药学报》于 1913 年 5 月在上海成立，会长余伯陶亲任主编，初订为月刊，32 开刊印。1916 年 10 月因"因连年困于经济，无力维持，不得不渐行停刊"[①]，1923 年 10 月复刊，由包识生任主编，第二年起转由陈无咎负责。复刊后或因"困于材料之不充"[②]，或因"要事耽搁"[③]，或因"战争之影响"[④] 而刊出常不定期。1925 年 4 月刊出 6 期后再度停刊。1931 年神州医药学会恢复活动，刊物更名《神州医药》（图 6）重新出版。出版两期后，1932 年学会被重组，刊物又改称《神州国医学报》（图 7），由程迪仁、吴去疾、秦善徵、金长康、张志英等负责编撰。

2. 编排方式不断改变

第一年为第一年第 1 期至第 7 期，第二、第三年改变排序方式，改

① 包识生. 包识生启事 [J]. 神州医药学报, 1923, 2（1）: 2.
② 包识生. 识生启事 [J]. 神州医药学报, 1923, 2（2）: 3.
③ 包识生. 包识生紧要启事 [J]. 神州医药学报, 1924, 2（4）: 2.
④ 神州医药学报编辑部. 编辑余话 [J]. 神州医药学报, 1924, 2（5）: 5.

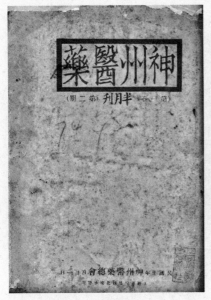

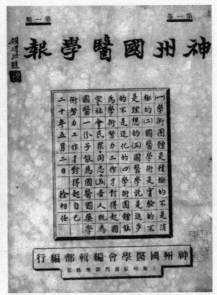

图 6 《神州医药》 图 7 《神州国医学报》

为第二卷第 1 期至第 12 期、第三卷第 1 期至第 6 期；之后排序方式发生变化，直接依总期数接续出版第 26 期至第 30 期。1923 年复刊之后继续变更，改称第二卷第 1 期至第 6 期。1931 年重新按照期卷编排，仅刊出第一卷两期。1932 再次重新按照期卷编排，从第一卷第 1 期第五卷第 10 期，每卷 12 期，连续出版。

3. 栏目设置不固定

初期有：论说、学说、纪事、医籍、答问、医话、杂组、通信。包识生接手重办后，栏目继续遵照前期。至 1924 年第 4 期起改为：评坛、论坛、学说、专著、药学、医话、医案、科学、述闻、金载、杂组、文苑、小说。1931 年改组为《神州医药》后栏目变更为：心声、学术、药物、杂组、专著、卫生、问答、会务。刊名变更为《神州国医学报》后栏目变更为：言论、学术、卫生、医案、名著、杂组、特载、会务、消息、答问等。在近代中医期刊中，栏目一般相对固定，但该刊的栏目设置繁杂而又多变。

4. 组织结构不断变更

神州医药总会的组织结构一直处于不断变更中，最初实行会长制，由会长主持一切工作，历任会长有余伯陶、颜伯卿、朱少坡。1932 年改组后更名为神州国医学会，实行委员制，即由会员大会选举出各类委员会，并由委员会委员组成执监联席会议来决定各类事物。1947 年再次改组，变更为理事制。各个时期的不同管理体系，帮助学会能够更好地适应不同发展阶段面临的问题，最初的会长制帮助学会在刚成立之时需要集中管理的要求，而之后的委员制，则是在学会规模扩大，各方诉求增多的情况下，体现不同会员权益的要求。后期的理事制则是适应时代的需要，由学会中重要的出资人组成理事会来实现对学会的管理。

5. 办公地址多次搬迁

初为上海跑马浜路安康里，继迁至三马路小花园宝安里，后又依次迁入老垃圾桥浜北延吉里、北浙江路七浦路口，直至厦门路尊德里方才稳定下来。

二、神州医药学会的坎坷历程

对于一个在当时有影响的社团组织，其会刊竟然也这么坎坷波折，个中原因在刊中发刊词或者启事中有多次表述困于经济、材料、事物、战乱等，但笔者认为其根本原因与政府的打压分不开。回顾一下神州医药总会的历程，似乎就是在不断与政府发生对峙与妥协。

早在 1912 年，民国北京政府对中医药实行打压，以中西医 "致难兼采" 为由，在新颁布的学制及各类学校条例中，只提倡西医医学专门学校，而遗漏中医的教育。这种所谓 "遗漏" 主观目的性极强，意图就是完全把中医药教育排斥在政府主导的医学教育体系之外，从而达到消灭中医的目的。1913年，教育总长汪大燮更是不加掩饰，公然在接见中医药团体代表时候表态："余决意今后废去中医，不用中药。所请立案一节，难以照准。"随后，教育部公布了"大学规程""医学专门学校规程"和"药学专门学校规程"，仍摒中医于政府教育体系之外，政府态度极其强硬。

面对这种状况，上海神州医药总会会长余伯陶等通函各省征集意见，联合全国19个省市中医界和同仁堂、鹤年堂等药业人士，组织"医药救亡请愿团"，推举代表两次进京向国务院教育部、内务部请愿，力请保存中医中药，并将中医纳入学系。各地民众也纷纷集会、通电，抗议政府弃中扬西的政策。

迫于压力，政府态度软化，诡词搪塞说废除中医中药的政策不会实施。这是一种口头上的虚与逶迤，之后教育部仍拒绝将中医列入医学教育计划。教育部在批示中依然将中医说成"非最新学说""非具有完全科学知识"，于是立案"应勿庸议"。

由于中医界经常性抗争和发动民众运动，政府转而变换手法，打算以暴力手段应对。1922年3月，北洋政府内务部颁布了《管理医士暂行规则》，规定发给医士开业执照的资格，必须经各地警察厅考试及格领有证明文件者，或在中医学校、中医传习所肄业三年以上领有毕业文凭者；医士诊病必须开设二联单，汇存备查，如有药方不符或医治错误，经查实应"予以相当处分"等。将中医药的管理纳入警察这样的强力部门，而非医疗卫生部门，如此摧残医生、束缚医学的条款受到中医界的强烈反对。在神州医药总会组织的抗争下，政府最终妥协，决定该案暂缓实行。

受这些事件的影响，中医界"怵于后患之方长益，知合群之宜"①，他们认识到需要再次团结起来保证自身权益。本已停刊歇业八年的《神州医药学报》于1923年再次组织出版，并开"纪事"一栏，以"原始要终，按期刊布"，加强海内外医药各界的联络。针对《规则》，陈无咎甚

---

① 萧退庵.神州医药总会纪事［J］.神州医药学报，1923，2（1）：1.

百折不回，临大节而不可夺志

至提出，应"集全国医学界之优秀人才，组织审定医士委员会，自己发给证书，自己评定学术，收回官厅滥用之职权"①。由于屡遭政府发难，中医界发现根源在于朝中无人，缺乏政治上的发言权，于是开始积极组织加入国民会议，谋取政治代言人。该刊在1925年发出"本会为请求加入国民会议致许处长函"，推举陈无咎竞选国民会议代表。

1928年国民政府再次发难，敕令"医与药应即分别组织"，神州医药总会奉命改组为"医界的文化团体"。但不久政府又批示"令与中医协会试行合并"，试图改变学会的学术和行业协会性质，以此渐行将中医药开除出医学学术范围。此举引发学会会员的极大不满，因"学术团体与职业团体之组合，性质截然不同"，提出抗议。1930年8月，在神州医药总会第四次联执席会议上通过决议，提请政府"收回成命"。政府不仅不收回成命，反而于1930年10月再次批示"以神州医药总会、中医学会、中华医药联合会等三团体，名称离奇，组织不合，恳请令饬合并改组"。神州医药学会被迫停止一切工作。嗣后，神州医药总会与政府达成妥协，通过与"中华医药联合会再次合并"，政府同意学会只改组而不合并。1931年8月，正式改名为"神州国医学会"，会刊也相应改为"神州国医学报"。

1925年至1931年期间，中医药界发生了"废止中医案""三一七国医运动""中央国医馆设立"等重大事件，政府与中医药界经历了重大的冲突与妥协，这期间神州医药总会的活动陷入低谷，会刊《神州医药学报》停办。在经历多次变动之后，《神州国医学报》进入了稳定期，之后的发行能够保证按期按量出版，直至抗日战争全面打响。

1936年国民政府立法院修正卫生署组织结构，增设中医委员会，为卫生署的中医药管理提供政策咨询，但该机构仍然没有独立行政管理权。对于这一问题，《神州国医学报》发出"全国中医向当局请愿增加卫生署副署长"②，要求卫生署设立副署长，由具有中医背景的人员专职管理全国中医药事业。但政府未予采纳，于是该报退而求其次，申请卫生署设

---

① 张真吾. 警厅与医士 [J]. 神州医药学报，1924，2（5）：7.
② 宜兴县中医公会. 全国中医向当局请愿增加卫生署副署长 [J]. 神州国医学报，1937，5（5）：39～40.

立中医司，该动议依然未获采纳。

总的来看，神州系列医学期刊主要经历三个阶段，第一个阶段是1912年至1928年，第二个阶段是1931年至1937年沦陷，第三个阶段是1947年至1951年。其中最后一个阶段，政府忙于内战，无暇顾及社会管理。除去这一阶段不谈，第一个阶段是中西论战最激烈的时期，也是政府对中医药事业频频发难的时期。第二个阶段则是政府政策调整期，不再采用强硬措施推进其全面西化的想法，成立半官方性质的中央国医馆以及中医委员会来管理中医药，回避正面碰撞。因此第一阶段神州系列期刊剧烈动荡，而第二阶段则稳定发展。

神州系列医刊随着神州医药总会因政府打压而生，也因政府的打压而衰，同时又因政府的妥协而发展。她的起伏与中医药在近代的波动处在同一个频率，可以说神州系列医刊的故事是近代中医药发展图景的具体呈现。

三、神州系列医刊的内容

除了从学会的发展历史来看，还应该从医刊的内容来看，该医刊在中医界与政府的抗争中所起到的重要作用。《神州医药学报》以"研究真理，集思广益"为宗旨，其后的《神州医药》《神州国医学报》延续了这一风格，在其多变的栏目设置中，言论、评坛、纪事、会务、消息等部分栏目忠实记录了相应历史时期中医药发展的状况，这部分信息量极大，时效性强，几乎涉及中医学发展的所有话题，值得后世研究。

如：在举国学习德国，特别是同为东方文化圈日本的革新之路上，医学上抄袭日本明治维新的思潮在社会上有不少拥趸。袁焯《创设中华民国之医学之倡议》[1]从文化、经济角度上仔细分析，驳斥了这种论调。

---

[1] 袁焯.创设中华民国之医学之倡议 [J].神州医药学报，1913（1）：1～7.

关于中西医疗效对比的问题，如陈无咎的《乳岩证治之索引》①引用中西医两方面对专病治疗的方案进行对比。对于某些人迷信西医的问题，黎肃军从传染病病因、细胞学等角度分析得出西医的发展仍然处在探索阶段，中医在此时尚大有可为的观点②。

对于医药团体之间的不和谐乱象，包识生的《医药前途之悲观》③认为，这样导致中医力量的不统一，以致各类医学协会、学校、医院、期刊皆无法长期维持，也使得政府及反中医势力能够得寸进尺而无力量约束。

对于中医界发生的事件的记录，如：《筹办神州医药总会议案汇志》④《欢迎代表》⑤《筹设诊察所》⑥，记录了该学会的成立及与外埠医学人士往来的相关电文、公函、事件，十分详细。这其中有些内容并非都可以摆在台面上讲，但该报都如实刊载，这种公正客观的态度非常少见。因而，事件记录部分的文章成为研究该学会的第一手资料。

为中医权益而呐喊的例子还有，1924年神州医药总会发出宣言，要求政府将部分日本退还的庚子赔款用于"北方伤寒病""南方脚气病""扬子江流域赤痢病"⑦这些与中医关系莫切的疾病，为中医界伸张权益。

对于中央国医馆成立后发起的"整理国医学术"运动，该刊积极参与了讨论，如：时逸人的《整理国医学术之主张》⑧、金长康的《整理中医学及整理的我见》⑨《各同道对于中央国医馆整理医药学术标准大纲草案之研究》系列文章⑩等。这些文章，一方面肯定了学术整理的必要性，一方面也为之建言献策。其内容不是一味指责，而是想出办法，非常具有建设性，体现了该刊沉下心，专心学术的面貌。

---

① 陈无咎.乳岩证治之索引［J］.神州医药学报，1925，2（6）：1～4.
② 黎肃军.西医尚在研究时代之凭证［J］.神州医药学报，1911（26）：17～20.
③ 包识生.医药前途之悲观［J］.神州医药学报，1923，2（1）：7～8.
④ 神州医药学报，1913（1）：1～2.
⑤ 神州医药学报，1913（3）：1～2.
⑥ 神州医药学报，1913（3）：2～3.
⑦ 上海神州医药总会.神州医药总会对于庚赔用途宣言［J］.神州医药学报，1924，2（4）：7.
⑧ 时逸人.整理国医学术之主张［J］.神州国医学报，1932，1（1）：9～12.
⑨ 金长康.整理中医学及整理的我见［J］.神州国医学报，1932，1（2）：1～2.
⑩ 神州国医学报，1933，1（6～9）.

另外对于中医理论改良"废除五行观"①、中医教育②、中医与中药③、医德建设④等问题的探讨，也多有阐发。

神州系列医刊，前后曲折 20 余年，面对当局的不断打压与怀柔，始终秉承"研究整理，集思广益"的宗旨，联合中医界同仁，为保护中医国粹，弘扬中华精神百折不回。临大节而不可夺其志，其曲折跌宕的历程正是那个时代中医界不屈不挠精神的体现。因此，该系列医刊是研究这段历史的重要资料，值得中医后世铭记。

刊文辑录

《发刊辞》

癸丑春首，同人组织神州医药总会既成，即于初夏为其机关杂志发行之第一期，因属余作发刊词。余自愧不文，不足以尽本报之量之所止。然意之所蓄，乌能默尔而息。况言论机关尤为事实之母，言论无事实，则不切事实，无言论则不明报，曰《学报》实负倡导全国医药界之责任。其责任顾不重哉！窃惟吾国医药，肇自黄农，发明在四千年以前，实为全球医学之鼻祖。爰考历史，神农尝百草，黄帝岐伯述《内经》，伊尹作《汤液》，皆足为万世法。沿至有周，设有专官，岁会月稽，十全为上。其时以君相之尊倡导于上，故得名贤辈出，如扁鹊、仓公、和缓等，更仆难数。兹姑举其中西医之学派相同者约略言之。古时之解剖学，如《灵枢》云：其死也，可解剖而视之。《韩诗外传》云：俞跗疗疾不以汤药，乃割皮解肌湔涤藏府。《汉书·王莽传》有：使太医尚方剖剥刑人孙王之尸，度量五藏之位。《宋书·杜杞传》有捕获大盗欧阳希范等数十人，剖腹剔骨，绘图纪事。至于治疗之学，则针熨之法见于《灵枢》，溪

① 袁桂生.废除五行生克之提议［J］.神州医药学报，1915（26）：8～12.
② 宋无我.论今日急宜设中医函授学校［J］.神州医药学报，1915（26）：5～8.
③ 佚名.中医不振半由中药所致［J］.神州医药学报，1915（26）：15～18.
④ 程庭玉.医界之道德［J］.神州医药学报，1915（26）.

水之术见于《仓公传》及《伤寒论》,火攻之术见于《玉函》及《伤寒论》。近世西医所用之灌肠法,亦即张仲景导屎方之遗意。若夫诊断学,吾国全从精神上研究入手。精神者,何四诊是也? 而望色实居四诊之首。如《史传》所记,扁鹊之于桓侯,仓公之于齐相舍人奴,华佗之于严听,皆能望色预知。可知吾国古代医术实为全球医界之圭臬。降及近世,乃柄国者以医学为贱工,以药学为微业。在上者不知提倡斯,在下者不知研究。遂致人自为学,家自为师,无统一之良方,鲜普通之教育。古人良法精意,求今人之保存而不得,遑论其能进步哉。当兹二十世纪之世界,东西列强,莫不剧战于竞争之点。吾国医药学业不欲图存则已,苟欲图存,非研究改良、双方并进不可。吾愿国人放开眼光,拓开智识,万目一的,猛进突飞。盖能争则进,不争则退。略一松懈,中医将有退化之虑。本报同人不忍误此时机,佥愿以一得之愚贡诸海内。所恨智力、经验二者均不足以辅导全国。窃愿与海内通才共相维系,而本报之责任保其信而有徵之国粹及国人固有之习惯。本报之学说专在医药上研究得先,不在学派上攻击异同。本报之目的务在精神上翔求事实,不战胜则不得以驰其担。荷此本报之宏愿也。他日者,吾国医学钜子必能于世界大舞台大放光明,我不禁馨香以祝之。

［神州医药学报,1913(1).］

《心声:对最近各医会晋一言》

组织医会者,以团结同志精神,交换同志道智识,办理医药种种事业,内有赖而外无欺者也。乃今之各医会,适得其反。甲建其事,乙思破之,丙创其端,丁又倒之,甚至意图鲸吞以致会与会争,于是医潮澎湃,风雨满目矣。试问究竟,起于内讧,不可对人而已,非我系人办事,事虽良而谓之不良,是我系人办事,事虽不良谓之良。向无会而无所交接,无所争论,今有会而反有接触,是有会而反不如无会也。大会如是,小会又如是,会务因是停顿,会员失所依据,此所以志士灰心,而痛哭长叹息者也。夫我医会者,乃研究学术之团体,无权利而言,至于个人营业盛衰早由个人学术定夺,不在是否执医政也。虽然,往者已矣,来者可追,总望放大眼光,顾全大局,当知今日医局,是数千年大变动时代。夷医日进，欧风东渐，喧宾夺主，稍纵即逝，速息墙内之争，共御户外之侮，发扬炎黄真国粹，提创医药科学化，十年以后，定有可观，其亦不以我言为自馁而不警醒欤？

编者按：慰伯先生所谓"……志士灰心而痛哭长叹息者也……今日医局是数千年大变动时代……速息墙内之争共御户外之侮……"等警句，是真吾同道之铎，是真吾同志之大青龙汤也。稍有人心者，宜再拜受之，宜刻圭佩之。（迪）

昆山　王慰伯

［神州医药，1931，1（1）：11．］

《三中全会关于中医之两提案》

（1）焦易堂等五十三委员请将中医教学规程编入教育学制系统以便兴办学校而符法令案（提案十六号）

（理由）查二十四年十一月，本党第五次全国代表大会，中委冯玉祥等提议，对于中西医应平等待遇，以宏学术而利民生，并规定设立中医学校一案，经决议交中央政治委员会，嗣于二十五年一月，《中医条例》公布。其第一条开列中医资格第三项在中央学校毕业得有证书者，是中医教学之应有学校，彰彰明甚。乃事隔经年，教育部未将中医教学规程编入教育学制系统。对于各地中医教学机关，非惟苛事摈拒，抑且多方取缔。揆之五全大会意旨与国民政府法令，殊感未合，应请大会规定教育学制系统，从速编入中医教学规程，以便兴办学校而符法令。

（办法）中医教学科目，除党义、国文、体育，为必修科外，应依下列各学科讲授。

（甲）基础学科：（一）解剖生理学、（二）卫生学、（三）病理学、（四）诊断学、（五）药物学、（六）处方学、（七）医学史；

（乙）应用学科：（一）内科学、（二）外科学、（三）妇科学、（四）儿科学、（五）温病学、（六）传染病学、（七）眼科学、（八）喉科学、（九）齿科学、（十）针灸科学、（十一）按摩科学、（十二）正骨科学、（十三）花柳科学、（十四）法医学。

根据上项科目，由教育部会同卫生署中医委员会暨国内著名中医学者组织委员会，集议商讨，颁布施行。

提案人：焦易堂、杨杰、梁寒操、张继、邹鲁、冯玉祥、李宗黄、方觉慧、石敬亭、鹿钟麟、叶楚伧、蒋作宾、萧吉珊、洪陆东、覃振、谷正伦、王用宾、茅祖权、周伯敏、何键、鲁荡平、彭国钧、胡文灿、张知本、李福林、苗培成、罗翼群、王法勤、蒋伯诚、刘峙、潘公展、丁超五、吴忠信、李文范、杨虎、于右任、张钫、孔祥熙、程天固、傅秉常、许崇智、麦焕章、黄旭初、商震、刘建绪、徐堪、傅汝霖、吴敬恒、李煜瀛、曾养甫、孙连仲、陈调元、薛笃弼。

审查意见：拟请大会交中央政治委员会确议办法。

（决议）照审查意见修正通过。

（2）李宗黄等三十八委员请实行五全大会中西医平等待遇决议原案案（提案十七号）

（理由）中国医药，历数千年，为四万万同胞生命之保障，关系国家文化经济甚钜。祇以未得政府之提倡，不能尽量发挥其本能，为中国今日之缺点，故先总理有发扬固有国粹之遗训，蒋委员长有提倡中医之伟论，此皆洞悉中国贫弱之病根，而下最确之诊断也。查民国二十四年十一月五全大会，冯中委玉祥等八十一人提议，政府对于中西医应平等待遇。其第一项办法，虽已公布实行，而第二项医药卫生等机关应设中医之办法，与第三项应准国医设立学校之办法，尚搁置未理。亟应实行前案，以宏学术而利民生。是否之处，敬请大会公决。

（办法）（一）政府对于中医，应请加入教育系统，准予中医学校立案。

（二）政府对于卫生机关，如省卫生处、县卫生院等，中西医并用，或中西医分用。

（三）政府对于中医，应请拨款设立中央国医院，及各省、县国医院，或中西医合设医院。

（四）政府对于医药机关及校医，并用中医。

提案人：李宗黄、覃振、茅祖权、周伯敏、何键、鲁荡平、彭国钧、胡文灿、张知本、李福林、苗培成、罗翼群、王法勤、蒋伯诚、刘峙、潘公展、萧吉珊、吴忠信、李文范、杨虎、于右任、张钫、孔祥熙、程天固、傅秉常、许崇智、徐堪、傅汝霖、吴敬恒、李煜瀛、曾养甫、孙连仲、陈调元、薛笃弼、黄旭初、麦焕章、商震、刘建绪。

决议原案之审查意见，拟请大会交中央政治委员会参考。

（决议）照审查意见通过。

[神州国医学报，1937，5（7）：29～31.]

煌煌医刊，烨烨杏林

——中医院校校刊录

中华文化得以绵延千年并领先世界千年，教育的作用不可忽视。在医学教育领域，中国古代最早的医学校也比西方有确切记载的最早医校早几乎三百年①。但这种医学教育，仅仅是"学在官府"②，为王侯将相服务，跟老百姓的健康福祉似乎没什么关系。对于医学的传承，唱主角的仍然是"师带徒"模式。随着近代思想的涌入，西医学校从广州开始，逐渐在中国各地出现③。受此影响，中医人也开始采用现代学校教育的方式，创办中医学校培养中医人才，以延续华夏千年医脉。

　　在近代上海地区，由于接受西方思想较早，因而也较早开启了中医学校教育的模式的探索，前后涌现了大小各类教育机构 30 余所。有些学校除了潜心办学之外，也刊发自己的校刊，以记录学校发展中的事件。这其中，有的校刊规模较大，发行正规，刊行时间较长；有的则规模较小，发行也没有严格的期卷，刊行时间短暂。对于大的期刊，后人研究往往较多且深入，而对于那些小的，往往被人有意或无意地疏忽掉，更遑论研究了。在本篇中，笔者将集中讲述医学院校刊行的这些"小期刊"，通过其中记载的那些人和事，来重现这些学校里发生的故事，这也是一件很有趣味的事情。如果还能对史学研究有所帮助，则更是意外的收获了。

　　从规模和影响力来看，民国时期上海开办的中医药院校主要有上海中医专门学校、中国医学院、国医学院、新中国医学院。另外，由于国

<hr />

① 据记载，中国早在北魏时期（约公元 492 年）就于太医院设立了与医学教育有关的"太医博士"和"太医助教"一职。而西方最早的医学院校是意大利的萨莱诺医学院（约公元 7 世纪），两者相距大约 300 年。而且有确切证据证明，萨莱诺医学院受到阿拉伯医学的影响，同时也有证据表明中国的医学与阿拉伯医学相互影响。因此，中国的医学教育早于西方，甚至间接影响了西方的医学教育。

② 张大庆.医学史十五讲［M］.北京：北京大学出版社，2007：176.

③ 中国最早的西医学院是美国人嘉约翰于 1866 年在广州创建的博济医学堂，而官办最早的西医学校是清政府于 1893 年在天津接办的北洋医学堂。

民政府于 1930 年 3 月出台新规，要求中医学校一律改称"学社"，此时的国医讲习所虽为"所"，依然承担了学校教育的职责，因此我们也将其与学校相称。以上期刊中，除新中国医学院的院刊——《新中医刊》开办比较正规，刊行时间较长，内容最为丰富外，其余的几家开办的院刊或校刊都没有形成长期而稳定的规模。因此本书将《新中医刊》专篇阐述，而将其他几份校办期刊合于一辑介绍。

一、上海中医专门学校下属刊物

上海中医专门学校创建于 1916 年，由丁甘仁、夏应堂、费访壶、谢利恒等人发起，是上海乃至全国办学时间最长，影响最大的中医学校。1925 年，该校又开设女子中医专门学校，开女子中医教育之先河。1931 年改名为上海中医学院，在校人数最多时达 300 多人。1948 年，该校被国民政府以"设备简陋，办理欠善，未经呈准，擅自设立"[①] 为由关停。办学 32 年来，先后毕业学生 30 届，共 869 人，培养了如：丁济万、秦伯未、王一仁、章次公、王慎轩、程门雪、黄文东、杨志一、严苍山、许半龙、张伯臾、朱振声、陈耀堂、潘澄濂、何时希、裘沛然、沈仲理、顾伯华等一批现代中医名宿。1956 年，该校得以复办，并成为现在的上海中医药大学。其开办的期刊有《恒星社医报》（图 8）、

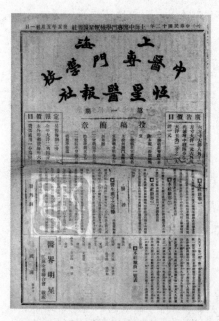

图 8 《恒星社医报》

① 兆箕.教育局与中国医学院斗法趣闻［J］.中西医药，1946（28）：4.

《上海中医学院年刊》。

（一）《上海中医专门学校恒星社医报》

1923 年 5 月在上海创刊，由上海中医专门学校恒星医报社编辑并不定期发行，1924 年 4 月停刊。该社为上海中医专门学校学生组织，社长为汤逸民，编辑有王慎轩、李天球、张燕谟、姚亚风、沈香圃、赵相如。编辑部、发行部均设在"上海西门城内中医专门学校"内。

之所以取名"恒星"，实为"欲为医界留一明星，久久照耀人"[1]。该刊以"发扬国粹，阐发精微"[2]为宗旨。载文评论中医的特点，发表医药论著，论述中医学说，纪录医学笔记，介绍医学药物，讲解医案等。设有医评、专著、医论、药物、生理门、方案、笔记、杂录、余兴等栏目。为顺应社会潮流，该刊偏重接受白话文稿件。

由于该报四个版面，16 开本，所以受限于此，除了专著、医案连载外，文章一般都短小精悍。专著有石寿棠的《医原》、蒋秋溪的《牛痘之历史及痘苗之制造》，刊出的医案有《王九峰医案》《雷逸仙医案》。医评有汤逸民《论医术不可分门户》、叶伯良的《今日的中医学者怎样》、李寿芝的《中医之礁点》、沈香圃的《医生不可无博爱之观念》、孙木天的《医者不可执古方治病》、赵颖的《医师宜自备药物》等文章，刊载编辑部工作人员针对当时中医界所存在的问题与弊端，提出了如何振兴中医的建议与对策之类的评论性文章。尽管是学生自编期刊，但也获得了医学大家的投稿支持，如曹颖甫的《温病实始于肺辨》及张山雷的《辟温病分三焦之谬》。

此外，每期都刊出版画（图 9）一副，一般为彰显为医之道。最后两期，停止刊出版画。

由于是学生自办刊物，且广告业务一直无法开展，导致其经费紧张，只能以赠报代稿费来回馈作者。期间获得丁仲英捐助得以暂时维持出版，

---

① 编辑.发刊词［J］.上海中医专门学校恒星医报，1923（1）：1.
② 编辑.本社启事三［J］.上海中医专门学校恒星医报，1923（1）：1.

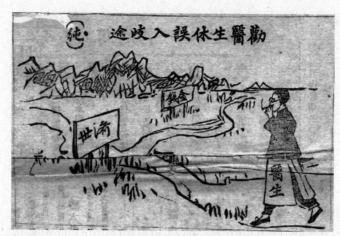

上海中医专门学校恒星社医报，1923（1）：2.

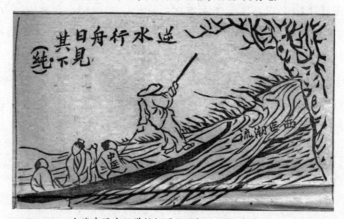

上海中医专门学校恒星社医报，1923（2）：2.

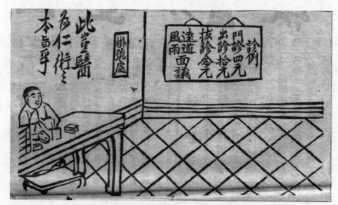

上海中医专门学校恒星社医报，1923（5）：2.

图9 《上海中医专门学校恒星社医报》版画

但最终只刊行了9期。

《恒星社医报》是中医院校学生办刊的先行者，其办刊思路明确，板块清晰，观点并不疏浅，值得后世研究。

刊文辑录

发 刊 词

凡天下一事一理，一艺一术，非涵焉濡焉，不能以底于成。故一蹴可期，躐等以求者，断无完全之学识，纯粹之毅力。此非独医，然医亦何独不然。孔子所以云：人而无恒，不可以作巫医。考"恒"字之义，常也，久也，言有久常之心，而不见异思迁也。本报取义"恒星"，欲为医界留一明星，久久照耀人，寰以渡人于迷津，此立言之旨也。据天文家言，日为恒星之一，地球亦恒星之一，日无私照，地无私载，故草木禽兽，得日之暄以生长，山川河岳，得地之载以成形。本报阐持先圣之微言，以维系将坠之绝学。譬之夜深之海，树之一灯，群瞽之场，立之一相，不敢言功德也，不过撰期报者之宏愿耳。

[上海中医专门学校恒星社医报，1923（1）：1.]

（二）《上海中医学院年刊》

1931年上海中医专门学校更名为上海中医学院，办学规模扩大，学校进入良性轨道，因此学校出版年刊（图10）以记录学校一年来的事件和成绩。目前所见年刊有1933年和1935年度两期。两份年刊栏目设置基本一致。主要有名流题词、学校董事会、学校管理层成员、教职工及学生的各类照片、教师及各年级学生论著、各部门组成、全体学生名录等。

先就其中的论著而言，主要有教师论著、校友论著及各年级学生论文等，没有其他的社会投稿。其中教师作品有《谢利恒先生讲述生命之

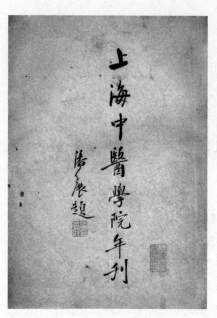

图10 《上海中医学院年刊》

原理》、王一仁的《国医学的几个根本问题》、秦伯未的《生理学之研究》、程门雪的《痰饮解》、汤逸民的《改革国医须先求有改革国医之人才》、费通甫的《舌苔学》《伤寒一得》、戴达夫的《头风痛述要》、叶劲秋的《肺痨与心境生活状态的关系》、贺芸生的《痉病之种种》、黄文东的《时疫病论》、程国树的《霍乱概论》、管理平的《男子热入心包与妇人热入血室同例议》等。

校友投稿有潘澄濂的《科学的医学非万能说》及其翻译小泉荣次郎著的《和汉药考》、徐一舟《怎样使医学"合理化"》、陈耀堂的《肺痿肺痈肺胀分别论治》、吴冠廷的《痹症非寻常方药可瘥之一得》、顾伯棠《外感温病与伏气温病之大概比较》、严又陵《肺痨概说》、萧文季《产后血晕治法》《酒杯梗喉》及《医案三则》、周元申《杂病以气血痰瘀四字为最要且多连带之关系兹述其理》、刘心仁《温热治法举要》、徐志道的《分晰暑湿温三病之性质并略述其治疗方法》、郭健秋《喉痧白喉异因异治论》、吕荫棠《交肠症之研究》、田秉权《录验方一则》、陶有禄《论〈金匮〉上工治未病法》、陈家鸿《痧子志实》、徐仲和《〈内经〉阴搏阳别谓之有子研究》、秦树銮《"无盛盛无虚虚而塞因塞用通因通用"经文似不合试申义》、秦树藩《谈养生与卫生》、赵华珠《小儿急惊与慢惊之分别》、严以平《湿温病为太湖流域独多之症兹论其大概》、马济仁《鸡胸龟背论》、刘心仁《阳明病表里证治》。

学生作品部分从高年级到低年级，选择其中比较优秀者刊出，话题广泛。如何时希《从实验上推定温热病皆由伏气说》、刘欣葆《痈疽发生之原理》《内痈概论》《小儿之肺风痰喘》、徐培泽《肺病概论》、裘沛然《针灸在国医界之价值》、顾增祥《儿科验案二则》、张伯衍《治痿何以取于阳明论》、谢秋生《分晰暑湿温三病之性质》、金在田《中暑中热辨》（张俊英也阐述了相同话题）、顾仁民《耳聋治肺说》、石馨三《病名人面疮之无稽》、李文杰《痨症简便自疗法》《痓夏谈》。

还有学生作品是针对一些疾病的症状，做病证分析，并有处方，可能选取了学生在临床收集的病案，如刘欣葆《烂喉风红痧见而不多身热咳嗽大便溏泄咽喉腐烂神识时明时昧舌苔黄腻质绛红脉象弦数拟方案》。某些同一题目也收录了两个学生的文章，如《腹膨形瘦身热烦渴小溲黄赤大便臭溏舌红起刺苔薄黄腻指纹淡紫未过气关脉象小数痛已两旬试详其理及治法》，张伯衍和谢佩珍都展开讨论，《妇人白带病近人多主清化，青主独，主补脾、疏肝平议》程仁山与潘超群也进行了探讨等。至于为何会同时有同样题目的文章刊出，后人已经无法知晓原因，只能臆测大约这些题目是考题或者学生跟师同一老师时所见的病例分析吧。

学生作品除了学术文章外，还收录了几首古体诗，如殷礼让的六首律体诗、朱耀均诗四首、陆安上的药物绝诗五首等。

年刊上所刊登的照片反映了那个时期上海中医学院学生课堂学习、临床实习、学院管理等的场景（图11～图16）。

诊室格局已经和现在多数中医院一致了，开方的先生和抄方的学生对面而坐，一旁是就诊的患者。但是瓜皮帽和马褂旗袍，一下就把人带入了那个时代，而里面的患者也仿佛就安静地看着站在门外的我们，好像我们就是路过的游客一般。

病房和现在的医院差距就很大了，医生没有白大褂，

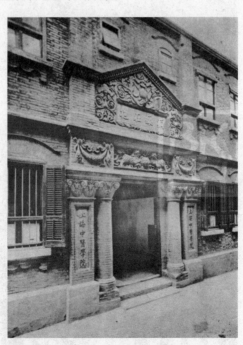

图11　上海中医学院校门

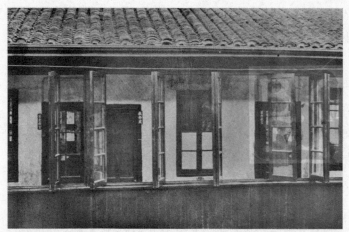

图 12　学校教室

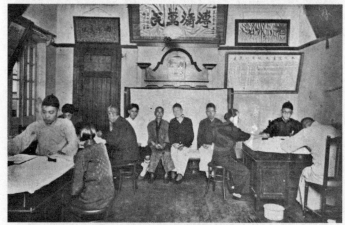

图 13　学生门诊实习

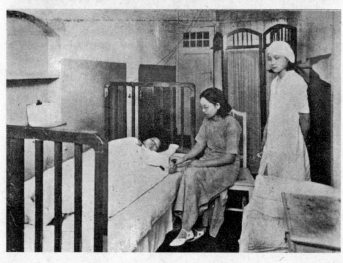

图 14　学生临床实习

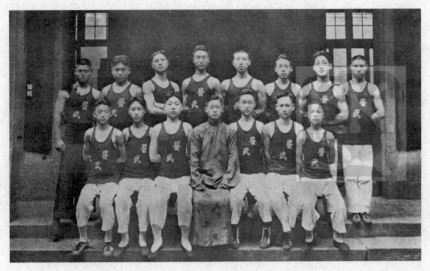

图 15　学生武术部合影

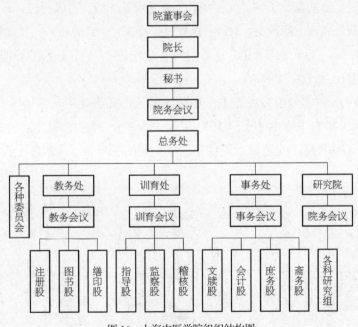

图 16　上海中医学院组织结构图

护士虽有着装，垂手立于一旁很随意。床位置于狭小的空间内，感觉不到室内空气的通畅，也没有什么医疗仪器设备。大概中医开设病房尚属于新生事物，很多东西还需要逐步完善。

该校学生在中国武术项目上的优势传统一直延续到现在，他们在全国大学生武术比赛屡获大奖。

图16显示这是一个结构很完备的私立董事会制的学校结构，院董事会拥有学校的最高权力，由院长代表董事会行使权力，具体事务由各部门的部门会议讨论决定的执行。这个结构与现代西方的私立高校制度很相似，也被后来几家稍大规模的中医院校采纳。在学校的实际运作当中，董事会成员甚至院长一般不插手学校具体事务，更多的是名誉上的学校成员，负责扩大学校在社会上的影响力。而院务会议或者总务处及各职能处室来实际决定学校的运作。因此，在民国时期的很多高校里，掌握实权的往往是总务处主任，而非校长或院长。

根据《年刊》记载，该校院董有焦易堂、林康侯、王一亭、王西神、王彬彦、黄涵之、杜月笙、潘公展、吴开先、顾竹轩、钱龙草、谢利恒、马寿民、夏应堂、丁仲英、丁济万。从其院董的组成可以看出，该校获得社会知名人士的赞助，有政府高官、银行家、社会活动家、宗教大德、报业巨子，甚至黑帮大佬。这表明获得各方支持，也是该校能长期开办的重要社会条件（图17）。

1935年卷期中有一份上海中医学院"历届毕业生姓名录"，显示自1921年有毕业生始，至1935年，一共毕业学生15届，共363人，这份名单非常详细地记录了每年该校毕业的学生数。从数量上看，上

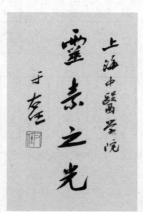

图17 从左至右：陈果夫、于右任、孙科题词
（上海中医学院年刊，1936.）

海中医学院的招生数可以分为两个阶段，以 1925 年为界限，这之前是开办前期，其招生数多维持在一届不到 20 人。这一阶段，该校属于创业时期。除了 1925 年的"五卅"运动明显影响到学校的招生，加上其他中医院校的竞争，导致 1928 毕业学生仅 10 人。此后学生人数稳定，每届都能维持在 40 人以上。从这份名单可以看出，这些学生中有很多成为近现代沪上中医界乃至全国中医界的翘楚，是上海中医专门学校引以为豪的根本，为后世研究这一阶段中医发展的历史提供了最为翔实的资料。

《上海中医学院年刊》，虽然笔者仅见到两期，但其收集了大量的师生论著、最翔实的学校机构组成及学生情况记录，是研究该校校史及早期中医教育最可靠的资料。

二、中国医学院下属刊物

中国医学院成立于 1928 年 2 月 13 日，由秦伯未、许半龙、王一仁、严苍山、章次公等创办。该校高举"商量旧学，采纳新知"的旗帜，将大量的现代医学知识纳入中医学的教学体系中。1929 年，该校因为内部分裂，濒临解散，其时上海国医公会成立，因章程有开办医校，即顺势接管该校。1932 年因"一·二八"事变，学院事物停顿，后国医公会推荐朱鹤皋、蒋文芳重新组织学校。抗战时期，学校数度搬迁，国医公会停止活动后，主办人自筹资金继续办学。延至 1948 年停办。中国医学院办学 21 年，共培养学生 906 人，计 23 届。其中也不乏医界名人，如景芸芳、谢裴予、杨澹然、肖熙、夏德馨、陆剑尘、程士德、何志雄、梁乃津、颜德馨、朱良春、江育仁、陆芷青、蔡小荪等。现存的中国医学院下属刊物有四种：《中国医学院院刊》《中国医学院月刊》《上海市国医公会 / 中国医学院月刊》《中国医学院毕业纪念刊》。另有首届学生在读期间创办的《医光》，另文介绍，本篇不再赘述。还有《医苑》《中国医学》等，因时间久远资料散失，无法得其全，只能暂搁一旁。

（一）《中国医学院院刊》

《中国医学院院刊》（图18）创刊于1928年6月，为年刊，只刊发了1928年及1929年两期。由秦伯未、王润民、许半龙组成的院刊编辑委员会负责期刊的编辑工作。该刊主要刊登学院院务活动信息、教职员的医学论著及讲义，还刊登学生的医学作品。栏目主要包含专著、职教职员论文、学生成绩、各科讲义、杂载（图19）、演讲记录、记事等。这些内容具体而琐碎，但通过这些点点滴滴的细节，不难看出中国医学院的办学特点和教育思想。列举以下几点，供读者参阅。

（1）该校对于学生的教育，除课堂教学外，还指导学生组成研究会，利用课余时间，每星期组织规定科目的研究，并将研究结果提交教师批改。《院刊》则将这些研究成果刊印。以"医论""医案""杂著"等栏目分载，有些文章的作者很多，表明这些文章是集体讨论的结果。另外每篇都附有教师的点评。

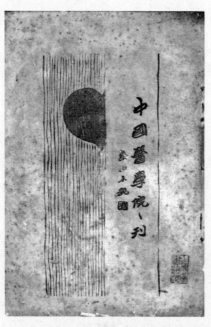

图18 《中国医学院院刊》

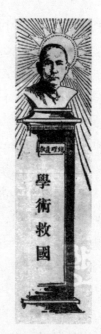

图19 《中国医学院院刊》杂载

（2）对于教师的聘请，该校要求不但医学上有专长，而且要求文学上有一定深度的学者，以期营造一种人文医学的教育氛围。根据1928年第1期的记载，其时任讲师有丁福保、张天方、顾惕生、谢利恒、蒋文芳、许太平、傅雍言、陈无咎、蔡北仑、程门雪。这些人除了有诗文俱佳的名医，如在当时中医界颇有分量的丁福保、蒋文芳、谢利恒等人外，还有来自综合性大学的教师，如张天方、顾惕生。

（3）面对中医教育中缺乏具有新思想教材讲义的现状，该校组织教师编写了一些讲义。其编写讲义的原则是：① 化无系统为有系统；② 避空虚之理论倾向于实际方面；③ 博采名家之学说而归之于一；④ 打破中西成见，惟真理是求；⑤ 学理之外，经验为大前提；⑥ 深浅视学生程度酌量支配。期刊中刊出的教材及自编教材有：章次公、叶劲秋、叶三多的《药物学讲义》、费泽尧的《生理学》、王润民的《病理学》、瞿直甫的《细菌学》、秦伯未的《古医学》、哈受百的《杂病学》、费泽尧的《温热病学》、徐半龙的《外科学》、王润民的《妇科学》和《医学史》、沈志成的《妇科学》、严苍山的《幼科学》、王一仁的《医案》、沈嘉徵的《物理学》。

谈及教材编写的初衷，该刊的编者称："编者任职某医校教务时，屡有编辑课本之提议。盖因该校所采择者，《内经》则取《医经原旨》，章节不明，卒难领悟；《伤寒》《金匮》则取《医宗金鉴》，学说庞杂，无所适从；生理则取唐容川《医经精义》，亦多简略谬误；而幼科、妇科等取《幼科心法》《妇科心法》，尤觉陈腐不切实用，甚至以陈修园《医学三字经》，亦列一学科，苦无适当之教材，盖可相见。"[1] 根据该文推测，编者所指的学校疑为上海中医专门学校，这为后世研究两校的教材提供了线索。

（4）刊出学校的人员组成，如1928年的院董有秦砚畦（主席）、丁福保、钱龙章、傅雍言、王一亭、王仲奇、陆挺芝、朱少坡、葛虞臣、奚萼衔、杨富臣、叶心农、叶惠钧、殷受田。与上海中医专门学校相比，该校的院董中，政界要人和社会名流较少，多为医界圈内人。

（5）为加强学校学术交流并弥补固定课程教育的不足，该校每星期六

---

① 编者. 各科讲义一斑［J］. 中国医学院院刊，1928（1）：57.

下午2～4时邀请上海中西知名医士到校演讲。校刊刊出学术演讲稿的全文，有丁福保《诊病大纲》、顾铁僧《肺痨病之食养疗法》、祝味菊《细菌非绝对的病原》、顾惕生《肺痨实验谈》、张天芳《快创造中国医学上应用之器械》、蒋文芳《新中医怎样做去才能适应时代的环境》。这些演讲都回应当下医学界热点，如针对当时肺痨病流行的现状就有三次相关演讲。

（6）刊出了创校经过及组织构成，并附有教职员工和学生名单，此外还记录教师来校之前的任职机构及在本校所担任职务、学生生源等，不可谓不详细。办校大事记显示，创校时，由王一仁、秦伯未拟定章程，许半龙、严苍山组织招生，于1928年2月13日正式开学。其机构设置及部门职责类似于上海中医专门学校，采用董事会管理制，其院长为虚职，职权在总务主任及各专门委员会，如行政委员会、设计委员会、训育委员会、卫生委员会。章太炎出任首任院长，王一仁为总务主任、秦伯未为教务主任、许半龙为训育主任、徐渭渔为事务主任。学校讲师42人，所讲授的科目除传统的医学经典外，增加大量现代医学课程，与西医院校无两，如生理学、物理学、解剖学、组织学，甚至文学等，完全有别于同时代的上海中医专门学校。入学学生根据知识程度不同，分为医学院和讲习院，医学院学生是没有任何医学知识的学生，而讲习院学生则具有一定的医学基础知识，有的甚至已经行医开业，属于进修性质。第一届毕业生即为讲习院的18名学生。学校创办初期，即吸引到学生58人，其中4名女生。同年九月又吸引到113人入学，发展势头良好。但由于学校的办学理念的差异，学校产生了一些变动，部分反对这种教学模式的师生被清除出该校。

刊文辑录

《卷头语》

医学对于社会的切要，谁都能知道。而尤其是中医，对于国人的情志、起居、习惯、饮食各方面，能处处相融洽。可惜，历来中医教育不能完美。不但所承一家，见闻不广，即教学上亦多缺陷。致程度日就衰颓，几成为世界医学的落伍者。因此同人等不辞简陋，毅然决然创办本院。其宗旨可以概括的说一句，便是"养成中医人才，适应社会需要"。

吾们抱了这宗旨，所以创办以来，对于教学设施等等，尽量地审慎商榷，务求达到完美的地步。现在从以往的成绩上观察，虽似乎去吾们的理想尚远，但比较从前的求学，恐怕至少要长进得敏捷些。这不是编者自己来揄扬，实社会上赏给吾们的一个批判（见各地报刊）。为了这一层，我们愈想努力地向前进。对于一切措置，希望他一无遗憾。打倒历来沉闷枯寂而不合法的中医教学，竖起吾们新中医教育旗帜。

趁学期结束的时候，便出这本院刊，作一个小报告。出版的动机：第一点，便是我们觉得无论哪种方法，断没有只有利而无弊的。我们所行的方法，或许有不妥当的地方发现，在我们却没知道。有了本刊，就容易得到许多实际上很好的指导和批评，使我们做此后改进的标准。第二点，本埠及各地的许多同道，时常来本院参观，且诚诚恳恳询问本院的组织和教学成绩等状况，也有要吾们给他一份讲义的。吾们实在很抱歉，为时间关系，不能充分地回答。有了本刊，或者比较的容易明了些。所以本刊的发行，可以说一句，完全抱着报告性质，为外界关心本院者而发行的。间接便是希望收到几个很好的指导，来促进我们。

末了，还要声明一句，便是本刊出版匆促，里边不妥当的地方，很多很多，那要请读者原谅咧。

［中国医学院院刊，1928（1）：1.］

（二）《中国医学院月刊》与《上海市国医公会月刊》

这两份刊物（图20、图21）是《中国医学院院刊》的延续，由于《院刊》已刊出两期，因此该刊首期即为第三期。这是朱鹤皋、蒋文芳接手中国医学院之后刊出的首份校刊，朱氏将首期定为"特刊号"，其内容继承了先前《院刊》的风格，包含教师著作、讲义一斑、学生成

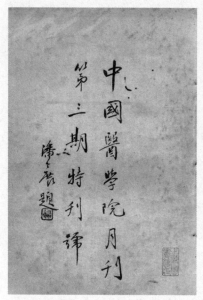

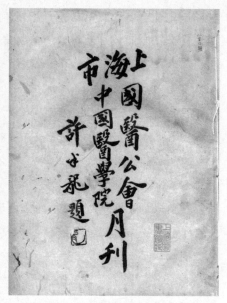

图 20 《中国医学院月刊》　　　　　图 21 《上海市国医公会月刊》

绩，以及学校事件记录等杂项。自第四期起，开始出现"上海市国医公会月刊"的字样。刊物由《上海市国医公会月刊》与《中国医学院月刊》两部分组成，目录分立于各部分之前。前一部分是反映国医公会活动的报道的内容。如各种会议记录、与社团及政府的信函电报往来、处方鉴定等；后一部分继续维持原《院刊》的内容设置，但收文已经大大减少。

尽管如此，仍有不少佳作，如丁福保的《眼病一夕谈》、方公溥的《脑之研究》、王润民的《中医界必读之书》及《论感冒咳嗽之治法》、朱寿朋的《传染病概论》《玄览斋医余随笔》及《血之研究》，还有已经在多本其他期刊中刊出的谢利恒所著《中国医学源流论》等。

在 1933 年 11 月期中，收集刊发了一些对于中央国医馆统一病名案的异议的文章。如蒋文芳的《痛哭长叹下之国医馆》中讽刺中央国医馆非官方又非文化社团的角色为"三不像之组织"。对于上海市国医公会在执行中央国医馆收取医方费政令之中的诸多无奈进行辩解。并对中央国医馆统一病名的举措大加批判，"以西医病名为主体，用于统一国医之病名""所列西医书籍之名称，错误百出，甚至不能举名以○○代之"。随着中国医学院被国医公会接管，该刊开始刊发反映国医公会动向的内容。国医公会作为中央国医馆在地方上的分支机构，与中央国医馆的关系非常微妙。

蒋文芳在补白中还分析国医馆人员成分：热中人 50%、党国要人 2%、赶热闹者 25%、拉入者 6%、余岩信徒 5%、不知所云者 12%。称其半数人并非国医馆的支持者，更有 5% 的人是捣乱分子。通过该文，一方面可以看出国医馆的人员构成，另一方面体现民国中医事业中的力量对比。

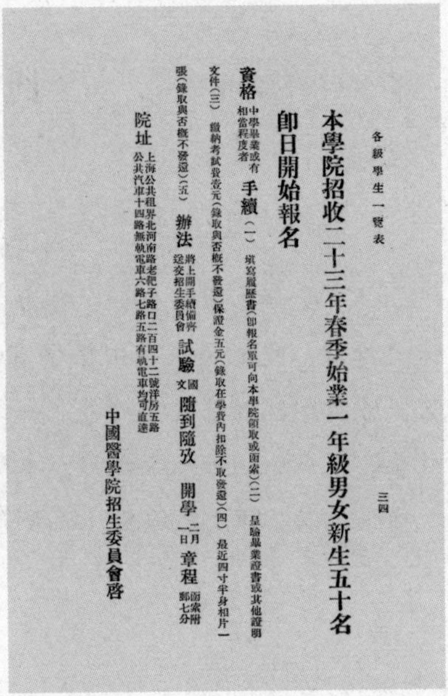
各級學生一覽表　三四

本學院招收二十三年春季始業一年級男女新生五十名

即日開始報名

資格 中學畢業或有相當程度者 手續（一）塡寫履歷書（即報名單可向本學院領取或函索）（二）呈驗畢業證書或其他證明文件（三）繳納考試費壹元（錄取與否概不發還）保證金五元（錄取在學費內扣除不取發還）（四）最近四寸半身相片一張（錄取與否概不發還）（五） 辦法 將上開手續備齊送交招生委員會 試驗 國文 隨到隨攷 開學 二月一日 章程 函索附郵七分

院址 上海公共租界北河南路老靶子路口二百四十二號洋房五路公共汽車十四路無軌電車六路七路五路有軌電車均可直達

中國醫學院招生委員會啓

图 22　中国医学院招生启事

从这些文章可以看出，中央国医馆对地方分支机构的影响力不足，有些政策受到消极抵制。

另外，在《上海市国医公会 / 中国医学院月刊》中刊登了中国医学院的招生启事一则（图 22）。启事显示，招考人数 50 名，男女不限，招生规模在当时医学院校中，特别是中医类院校中属于一般水平，且已经没有男女歧视的观念了。要求考生中学毕业或有相当程度者，这显示当时的学历教育尚未普及，并未如现在般硬性要求具有中学学历，而是另开一口，“有相当程度者”。对学生知识基础要求相对较松，以拓展生源。考试费 1 元，按照当时的购买力，在 1934 年的上海，一银元大约 16 斤大米，这样的价格比较适当，让具有一般收入水平的人能够进入学校学习。另设保证金 5 元，以保证来学习者具有一定的经济能力以负担学习期间的开销。更灵活和便民的是，其招生考试是随到随考，且考试科目限于国文一项。其余如报名照、邮寄招生简章等，都如现在学校招生般似曾相识。

从这则招生启事可以看出当时中医兴办教育之后，已经具有了更为开阔的视野，从师承教育的狭小圈子走向了社会化的大格局，这种步伐一方面是受到现代医学思想挤压而被迫将“看家之技”广之于众，另一方面是中医寻求更大社会影响力而主动迈出的一步。

刊文辑录

《卷头语》

鹤皋受命于国医公会，嘱为主持本院院务。皋能确认中国医学有特殊之价值，更能确认中国医学有设院共同教学之必要，是以直受不辞。除一方负学院经济之全责外，一方聘请饱学之教授，以期增进教学上之效率。现当民国廿一年之终，本院出版特刊，以宣布学院之内容、讲义之样张，以及师生之作品。维希爱护中国医学者，不吝赐教，是所至幸。

朱鹤皋

[中国医学院月刊，1932（3）：1.]

（三）《中国医学院毕业纪念刊》

毕业纪念刊（图23）是学校校刊的新形式，它是学生在毕业季所刊行的以纪念自己校园生活的一类刊物，属于内部期刊的范畴。在上海所有中医类教育机构中，中国医学院的毕业纪念刊现存最多，一共有五期，分别是第一届、第四～七届。毕业纪念刊的栏目设置稳定，主要分为学院情况展示、师生各类照片、师生论文集、名录，毕业班班史等类型。

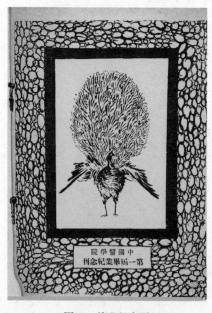

图23 毕业纪念刊

该校的毕业纪念刊对每一届毕业学生的详细信息记录甚为详细，其中对每位毕业学生的介绍都由师友执笔，展现笔者对所述对象总的印象及相互间的友谊，并附上照片，字里行间都透露出依依惜别之情。在学生名录中，除了本届学生外，每一册毕业纪念刊都将往届学生及在读各年级学生的名单列出，有的还列表显示学生的籍贯和去向。信息相当详实，方便后世研究医家的履历及学校学生变动情况。

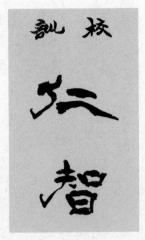

图 24　校规

从纪念刊中还可以看到中国医学院管理上的细节。如由于中国医学院前期即因为分裂风潮导致学校一蹶不振，几至关停。因此，朱鹤皋接手该校后，大力加强对学生的管理（图 24）。他在《训育实施概况》（1933 年第四届）中说道："对于寄宿生，特别注意其行动。离院必须请假，明其所往也。院外住宿须家长具函证明，以杜流弊。院门每晚十时扃闭，复由事务员检视之。上至本院高级当局，下至工役，非有特别事故，虽教职员亦不破格开例。"[①] 此外，学校每月都与学生家长沟通一次学生在校行踪，包括迟到、缺课、旷课时数以及外出、回家次数。以达到"格致其理性之潜移而纳之于正规"的目的。对于各方面表现良好的学生，则予以减免学费以资奖励。通过这样严格的管理，中国医学院的学生少有风潮。

《中国医学院院刊》《月刊》及《毕业纪念刊》忠实记录了中国医学院创办的过程，对研究中国医学院这样一所新的中医学校提供了一手资料。通过刊物中透露的信息可以发现，中国医学院的教学内容有偏于现代医学的趋势，这引发人们对中医教育的思考，即中医教育是坚守传统，还是引入现代医学？要在多大程度上引入？

刊文辑录

《高阳台——题纪念刊示诸同学》

四载论交，无端话别，一般滋味心头；

---

① 朱鹤皋　训育实施概况［J］.中国医学院毕业纪念刊，1933：4～5.

卷尾题名，撩人字字皆秋。

秋心捣碎秋声乱，更那堪风雨高楼；

又东风吹醒江潮，并做离愁。

临岐，莫作寻常语，把凌云志气，倒海才歇，振刷岐黄，好教重换新筹。

江河不废南阳业，俟千秋浩荡长留，望前尘碧水黄沙，渺渺中洲。

陈中权

［中国医学院毕业纪念刊，1929 年第一届第 45 页］

三、上海国医学院下属刊物

上海国医学院是陆渊雷带领一部分学生从中国医学院分离出来而重新设立的，并由徐衡之父亲徐德成捐资开办，成立于 1929 年，院址为霞飞路华龙路口 275 号（今淮海路雁荡路口），院长先后为恽铁樵、章太炎，徐衡之任总务主任主持院务，陆渊雷为教务主任，章巨膺为事务主任，章次公为图书馆主任，另外还有祝味菊、刘泗桥、王润民、程门雪、沈久芝、沈仲圭等任教于该校（图 25）。此外该校还聘请了西医教师，如钱侠伦、姜辛叔、邓源和等。其院训为：发皇古义，融会新知。其教学

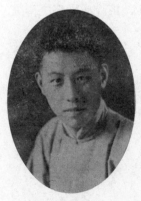
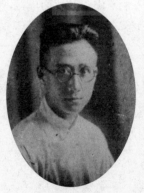
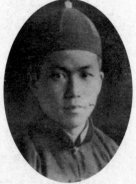

徐衡之　　　　　陆渊雷　　　　　章次公

图 25　上海国医学院主要负责人

目的有两点：一是使学生能用最有效之古书疗法（即辨证论治的方法）治病；二是使学生能以科学学理解其疗法。

该校一度声势颇大，学生数曾为上海3所中医院校之首，有"创中医学校之典型"之誉。但由于时局动乱，经费紧张，学校最终只开办三年。共毕业学生百余人，较为著名的有：谢诵穆、沈济苍、赵锡庠、丁成萱、潘国贤等。上海国医学院所创办的刊物主要有《上海国医学院院刊》和《上海国医学院辛未级毕业纪念刊》。

（一）《上海国医学院院刊》

为了扩大宣传，并展现学院教师们的研究成果和学生的学习成绩，学院出版发行了《上海国医学院院刊》（图26、图27），该刊旨在"以科学解释中医"，从而"使中医容纳西医，而成新中医"（图27）。主要撰稿人有章太炎、陆渊雷、庞泽民、徐衡之、恽铁樵等。主要版块有杂俎、学生成绩、教员论著、译述、专著等；曾刊出的文章有《伤寒论讲词》《金匮讲义》《百病概论讲义》《三焦之考证》《左肝右肺之真理》等。

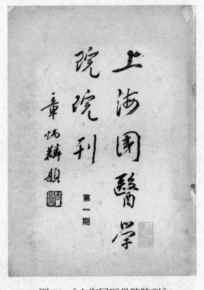

图26 《上海国医学院院刊》

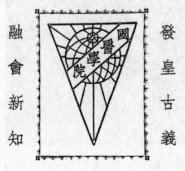

图27 《上海国医学院院刊》校徽

刊末专门辟出板块介绍上海国医学院概况。通过院刊刊出的学校董事会和教职员人员名单可以看到以下人员。

院董：郑洪年（时任暨南大学校长）、潘公展（时任上海特别市社会局局长）、董康（曾任财政总长大理院院长）、张少山（曾任总商会会长）、袁履登（宁绍轮船公司总经理）、恽铁樵。董事会成员涵盖学政商各届，但人数偏少，表明给予该校的支持度有限，给办学短暂埋下隐忧。

教职员：章太炎（院长）、徐衡之（总务主任兼幼科教授）、陆渊雷（教务主任兼伤寒金匮教授）、芮达吾（训育主任兼国文教授）、程念修（继任训育主任）、章巨膺（事务主任兼温热教授）、祝味菊（研究院主任兼病理教授）、章次公（图书馆主任兼药物教授）等20余位专职兼职教师。这些教师中，有多位曾有在中国医学院任职的经历。

刊物中记录了一个颇有价值的历史事件。1930年10月26日，国际联盟委派代表费李柏调研了中国医学院、中医专门学校，以及国医学院。这一事件表明国医学院在短时间内就已经与上海另外两家最大的中医类院校形成并驾齐驱之势，规模及影响力不相上下。同时也表明上海中医界在面对国内遭受打压的态势下，积极走出去，努力对外展示，以求获得更大社会影响力。

在院刊中的"学校大事记"一节，详细记录了学校教务管理、人员聘任、设备购置等，很多细节的事务，为后人研究这所学校提供了重要的线索（图28～图30）。从"大事记"可见，上海国医学院的创办到形成规模

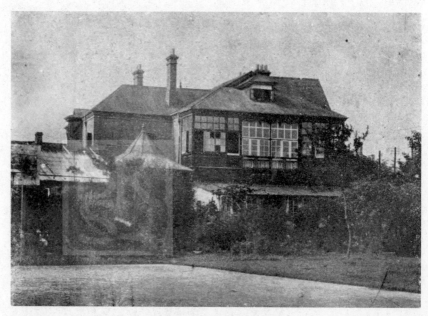

图28　上海国医学院全景
［上海国医学院院刊，1929（1）：1.］

是一个非常迅速的过程。1929 年 1月 10 日着手创办，1 月 22 日即登报公告学院成立，2 月 15 日登招生，3 月 1 日开始上课，3 月 17 日还接待全国医药代表上百人到校参观。前后不足两月，学校就大致进入正轨。学校初创，事务琐碎，管理也有条不紊，通常每两周召开一次院务会议，商讨学校事宜。这些表明学校的创办者具有丰富的办校经验，而且具有一定的社会影响力，能在短时间内召集到一批学生。

该校在教学上也思路清晰，有明确的办学目标和规划。刊中的"课程说明"也显示，其课程设置

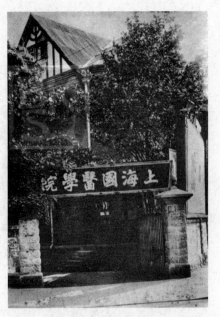

图 29　上海国医学院大门，霞飞路华龙路口 275 号（今淮海路雁荡路口）
（上海国医学院辛未级毕业纪念刊，1931：11.）

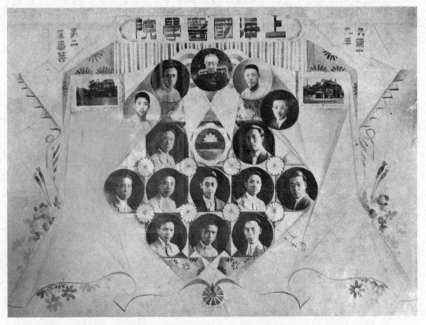

图 30　上海国医学院第二届毕业合影 [上海国医学院院刊，1931（3）：1.]

丰富，有基础科学、基础医学、应用医学（必修、选修）、研究门径、功令课程等，学习内容涵盖中西，已经与当前中医药大学所要求的内容基本相当，非常具有超前意识。学校对于学生学习生活的安排非常紧凑。四年的学习安排都是以小时计，而且考试也集中，如"大事记"显示，6月15日开始学期考试，6月25日放假，考试持续近十日，对于记忆类为主的医学生而言，集中考试，课业压力不轻。该校还探索实行"比例计分制"，以杜绝学生成绩没有区分度的现象，类似于现在的末位淘汰制，使学生竞争激烈，这样保证了所培养学生的质量，以至于社会上开始有人持伪造的国医学院毕业证招摇于世。多年后，陆渊雷的回忆录中对于这一制度颇为得意。

该刊中含有师生作品，其中教师81篇，学生23篇，所选文章科学色彩浓厚，常常以现代科学的知识来解释中医，并对中医耽于《内》《难》等所谓理论经典颇为不满。如徐衡之与章次公以补白的方式发表的"五行碎语"，简短阐述了对"阴阳五行"作为中医的理论基础提出了疑义。二人的思想是"一洗阴阳五行之说，欲以科学解释中医"[1]，并提倡多学习有实践价值的《伤寒论》《肘后方》《千金方》《本草经》等著作，同时对于所谓"中西汇通"颇有微辞。

刊文辑录

《本院创办缘起》

中医书以《本草经》《素问》为最古。习中医者，亦以此二书为根本。然《本草经》但详药物功用，原非医学之全体。《素问》则注重理论，故医家之视《素问》，尤重于《本草经》。《素问》之立论，根源于四时，而从形能上推究生理病理之机转，分系于五藏六腑，故《素问》之言藏腑，是形能上之体功机转，初非指藏腑之实质也。西医执解剖上之

---

[1] 编辑.本刊启示二［J］.上海国医学院院刊，1929（1）：4.

藏腑以绳《素问》，见其不合，则肆口谩骂。是西医之驳《素问》，犹韩昌黎之辟佛。昌黎本不识佛学精义，所辟者，寺院之僧尼而已。《素问》出于七国秦汉之际，其时五行学说最盛。故《素问》立说，亦多涉五行。晋唐后医师，乃专以五行说医，皆引《素问》以自重。二千年来，积重不返，是中医之尊《素问》，犹市院僧尼之尊佛，僧尼亦不识佛学精义，所守者，吃素念经而已。科学东来，西医学说之足以证明古训者甚多。沟通中西，自是医家要务。然沟通之法，须深求古书精义，参以临床经验，从学理上探讨而后可。若采用一二种西药器械，掇拾一二种西国名词，即以为沟通中西，则欺世盗名而已。唐容川仅据中小学校之生理教科，悍然著书，以三焦当油网，自命中西汇通。不知油网者，即胸膜、肋膜、腹膜，其功用所以衬贴于藏腑躯壳之间，使不致因摩擦而损伤。岂有水道决渎之用。如《素问》所言乎，油网之为病，无非胸膜炎、肋膜炎、腹膜炎。其见证岂有如古书所言三焦病者乎？然唐氏既大言不惭，后人复盲从附和。中医界之无人才，安得不令人太息。沟通中西，又须使中医容纳西医，以成新中医，不可使中医附属西医，而成新西医。何谓容纳西医以成新中医？儒家之学，得禅理之浸润，孕成宋元理学，然理学固属于儒，不属于佛，是其例也。何谓附属西医而成新西医？嘉道之际，日本医界盛行吉益东洞、丹波元简之学派。两家皆宗仲景，精考据，超出丹溪范围者也。明治维新之后，日医于表面上改从西医而取汉医效方，制成种种药品，伪称新发明，遂于国际医界占第二位。然日医已属于西医派，不属于汉医派，是其例也。吾国人之习西医者，诋排中医，不遗余力。然其材智短浅，会不能改制一二中药为国际光。其志亦仅图营业糊口而已。若使此辈操纵医学教育，则吾华自有医学之国将不如日本之两方剽窃者，犹得于国际医界占一席地。学术上之亡国，可耻尤甚于政治也。

今日国内中医学校，已有数处，所出报章杂志尤多。然自命沟通中西者，可笑一如唐氏。不然，则固守其五行运气湿土燥金之说，以锢弊青年之脑筋，国必自侮。然后人伐之，无怪西医之呈请禁闭中医学校也。然此非中医学本身之罪，乃中医界之无人才也。

衡之心伤中医学之日就颓废，而中医界有心之人少也，窃不自揣，于本年春纠集同人，力筹经费，而有本院之创设，期在发皇古说，融会新知，为一有主义之中医学校。半年以来，几经挫折，而同人等未尝因之稍馁。然而为学术奋斗，胥非少许人之事业，深愿医林硕望，社会闻人，予以赞助，则戴德非本院同人而已也。武进衡之。

徐衡之

［上海国医学院院刊，1929（1）：1～2.］

（二）《国医学院辛未级毕业纪念册》

本刊（图31）为上海国医学院辛未级纪念，辛未级（1931年）毕业生是上海国医学院的第三届毕业生。该年级学生最初为1928年中国医学院首届入学的学生，后跟随陆渊雷转入新创建的上海国医学院。因此该届学生和中国医学院渊源颇深。他们刊印的毕业纪念册，形制与中国医学院的毕业纪念刊接近，都有本级历史介绍、学生情况介绍、同学录，以及各生的毕业论文。增加的内容有毕业典礼纪实，以及以图表方式展示学生情况（图32～图34）。

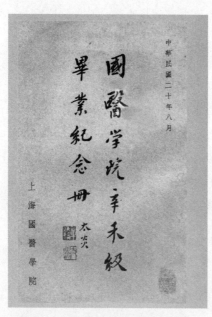

图31 《国医学院辛未级毕业纪念册》

两幅图表显示，中国医学院的学生来自全国12个省市，除临近的江苏、浙江外，广东、四川、台湾等地的学员也很多，而且其招生数量也逐年增加。办学势头良好。但最终仅举办三年，其原因值得探究。从目前存在的资料推测，可能存在以下几个原因。

（1）主办人员之间协调不一致。根据陆渊雷的回忆录①，最初的计划是由徐衡之主持半年，之后

---

① 陆渊雷.上海国医学院之回忆［J］.中医新生命，1936（22）：48～50.

再由恽铁樵来主办，但最终恽铁樵没有深度介入学院的事物。在对学生的管理上，陆渊雷过于严苛，而徐衡之与章次公二人则相对宽松。

（2）经费的来源紧张。开办学校的经费初期由徐衡之父亲出资一部分，其余由徐衡之自己变卖房产筹集，经费已显捉襟见肘。从其董事会成员看，虽有商政界人士，但数量很少，所获支持有限。办学后期，徐衡之女儿病重，使之无法大量支持办学，陆、章二人个人垫资维持，但力量有限。因此，办学主要依靠自筹经费，外来经费又很有限，该校的举办一直为经费所困。

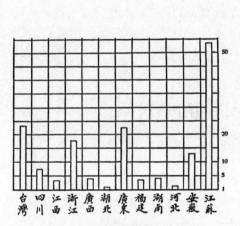

图 32　学生籍贯比较图
（国医学院辛未级毕业纪念刊，1931：13.）

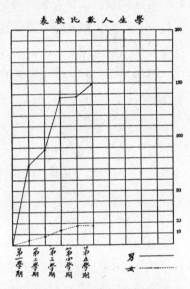

图 33　学生人数比较表
（国医学院辛未级毕业纪念册，1931：13.）

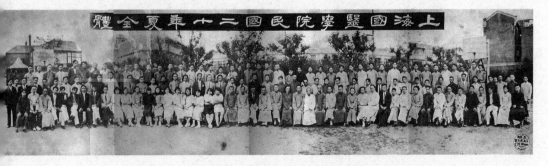

图 34　上海国医学院 1931 年全体师生合影

（3）行业竞争。上海已经有两所大型中医院校，相互竞争激烈。"当地医界有力者，多方摧抑，多方毁谤"。主办人之一陆渊雷过于理想化，没有从抢夺生源上动心思，而是严把入学关，导致没有获得更多的学费以开办学校。

（4）时局开始动荡。1931 年日本发动"九一八"事变，抗日战争开始，上海发起抵制日货运动，直至 1932 年上海的"一·二八"事变。期间民生流离，导致"病客绝迹"，进一步恶化了经费的来源。

因此，上海国医学院有一个很良好的开局，但却由于人员、经费、时局等各种原因，导致难以为继。虽然，仅存在三年，但她探索出的中医科学化教育之路难能可贵。该校强调精品教育，尝试将大量西医学基础课程带入中医课堂，强调中医实践课程的学习，这些是值得后世学习的。但她另一方面又忽视中医的基础理论的重要性，也值得当代中医教育反思。

四、《国医讲习所季刊》

国医讲习所或传习所，是民国中医教育的另外一种形式，多为规模较小的私人中医教育机构，有时候也是某些学校或机构的附设教育机构。1929 年 4 月 29 日，国民政府教育部发布饬令，要求中医学校改称"传习所"，因此也有一部分学校改为这种称谓。这种教育机构有固定的场所和人员，但规模较小，学程也不规范。更多属于中医教育的补充形式。尽管如此，在民国中医受打压的状态下，这种教育模式也为保存中医火种发挥了积极意义。本文涉及的国医讲习所则是这其中具有代表性的一个例子。

国医讲习所，早期称为江左国医讲习所，1919 年[①]初创于江苏仪征，1929 年迁至上海[②]。由时逸人创办。至上海时已有五届学生，计 68 人。

---

① 时逸人.本所创设之旨意［J］.国医讲习所季刊，1929（1）：100.
② 卷头言［J］.国医讲习所季刊，1929（1）：1.

如沈仲圭、赵公尚、沈仰慈、蒋去病、管永年、费志清、郑鸿翔、章壁如等皆出于该所。

《国医讲习所季刊》（图35）为国医讲习所下属刊物。创刊人时逸人，无锡人，少时习儒，1912 年跟随同邑名医汪允恭习医，1916 年悬壶开业。曾于上海中医专门学校、中国医学院、新中国医学院等校任教授、教务长。后又与施今墨、张赞臣、俞慎初等创办复兴中医专科学校，并主办《复兴中医杂志》。抗战及解放后辗转南京、北京、宁夏从事中医教学及临床工作，是近代著名中医教育家、中医科学化的重要代表人物。

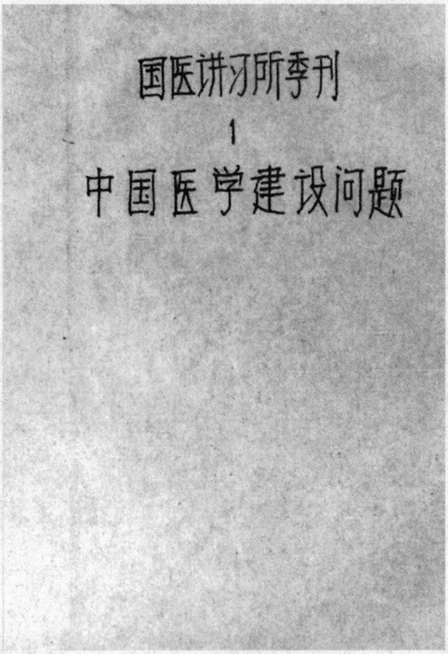

图35 《国医讲习所季刊》

1929 年 6 月《国医讲习所季刊》创刊于上海，出一期后停刊，停刊日期及原因不详。该刊由国医讲习所编辑部编辑，由国医讲习所发行部发行。封面题名《中国医学建设问题》，季刊，属于医学教学刊物。主要撰稿人有赵公尚、吴鼎鼎、费志清、沈仲圭、时逸人、魏文良等人。

该刊以"革新中医，改造医学，整理医书，培养医学人才"为宗旨，设有专著、笔记、各科讲义、本所历届讲习成绩精华录、事务报告等栏目。其中各科讲义栏目占了较大比例，刊登了病理学、中国实用诊断学、古医学、中国药物、方剂、生理学等重要科目的详细教学讲义，整理了有关失血、水肿、心痛等相关医书内容，并较为系统地提出了医学观和方法论，以帮助讲习所学员更好地巩固所学知识；事物报告栏目则重点介绍中医建设方面的计划和讲习所的同学、赞助人、讲师、创办人等相关情况；专著栏目作为深入学习的平台，引起读者对具体问题的关注和研究兴趣。

刊物中较重要的文章有《中国医学建设问题》《医学观之疗法种类及药质疗法问题》《研究医书之私意》等研究类文章，还刊有《各科讲义大概·病理学讲义》《折背叟言医第一编·医学沿革》《医药专著·失血之讨论》等学习类文章。此外，还刊有孙文的《遗嘱：余致力国民革命凡四十年其目的在求中国之自由平等》一文，其目的在于将国医讲习所的活动融入中国革命的浪潮，促使青年学生秉承孙中山先生毕生追求中国之自由平等的遗志，在学习中孜孜不倦地为中国革命奋斗。

刊文辑录

《卷头言》

德日维新，首倡医学；英初变政，先讲卫生。医学卫生之道，关乎国家之兴衰，系乎种族之强弱，其重要有如此者。返观吾国，在上古时代有贤君良相，精研发明于上，复经历代之学者志士，切磋探讨于下。历数千百年之经验，始能成此大观。独惜唐宋以后，列入方技，无专门之教授，无奖励之方法，致私家之派别繁多，医学之真传乃晦。降及近代，学说迟嬗，喧宾夺主之局已成，取而代之者，实逼处此。以吾人生命康健之保障，操诸外人之手，至危之事，孰有甚于此乎？故中医之建设，实不可以须臾缓。

本所之创建，实应时势之需要，负改造医学、整理医书之责任，以期养完觉善中医之人才，为发挥光大医学之准备。十载以来，深惭绵薄，贡献无多，且因种种障碍，虽努力奋斗，终不能冲破恶环境之阵线，故成绩甚微，无以完成医药改革之使命，同人等负疚实深，旦夕所不敢忘也。

己巳之春，自仪迁沪，大加扩充，力求实践之主张，整理旧学，输进新知，以组成有统系之学说，而谋医药上革新之建设。然医学书籍，传流至多，汗牛充栋，无以过之，因于学说之无系统，编辑之无体例，假借名词之罗列，五行八卦之纠缠，今人如入五里雾中，莫名其旨。整顿方法，必当为彻底之改革，作巨大之牺牲，以中医经验，发挥其真理，斯即建设之基础也。惟同人等力小愿宏，深虞陨越，兹编所列，不过建设之雏形而已。各地热心研究诸同志，共起而匡救之，指正纠缪，俾底于成，实中国医药前途之幸也。

［国医讲习所季刊，1929（1）：1.］

以上校刊尽管创设时间不长、其内容也并不及公开发行的专业期刊丰富，但我们仍然可以从中发现很多在教育界很有意义的东西，归纳有以下几点。

（1）学校的体制一般为董事会制，校长只是学校形式上的负责人，实际运作权力在学校总务处等实际部门。学校师资起初来自社会医界名流，后来多来自学校培养的学生。学制一般为四年。

（2）学校作业以论文形式为主，提倡学生有发散性思维，能够阐述自己的思想与主张。学生能够独立公开发行具有相当学术水平的期刊。特别是中国医学院，将学生组成各类研究会尽早进入专业研究状态，而非简单的知识学习状态。

（3）男女同校已然常见，在教学要求上男女一致。从每一届毕业的学生照片中都可见女学生，而且女生有时还具有合影的中间置。另外，从公布的学生成绩和论文看，很难看出男女学生水平的性别差异。

根据校刊中公布的各类名单，我们可以发现近代上海的几所知名中医类院校之间的关系。上海中医专门学校开办最早，在理念上偏重于传统医学。该校培养的一部分学生创办了中国医学院，后者力图将现代学校管理和教学模式运用于中医的教学上。由于人员关系和教学理念的分歧，中国医学院分裂出一部分人创办了上海国医学院。国医学院在教学内容和模式上复制了中国医学院，但在中医科学化的路上更为激进，将现代科学的内容大量进入课堂。三家大型的中医学校相互竞争，之间人员流动频繁，共同促进中医教育的发展。

这些校刊所具有的魅力是其他学术期刊所没有的，其中有一些具有浓厚文学色彩的诗歌短文，扑面而来的校园气息，让人感受到"中医"

这个古老词汇也焕发出青春的气息。期刊中记录的师生情谊轻松活泼，与严肃而内敛的"师带徒"教育模式下的师生关系形成很大反差。特别是毕业纪念刊，起到沟通师生情谊的作用。

虽然这些校刊多数都刊行时间不长，难以形成固定的刊行规模。但它忠实地记录了上海中医界办学的过程。其中刊出的名录极其详尽，这些名字将频繁出现于之后的很多期刊中，让人耳熟能详。上海的中医药院校，在全国的中医药教育中处于领头雁地位，她培养的学生在之后成为中医学术界的主力，划亮中医 20 世纪的星空。正所谓"期刊虽小，无愧其煌煌；杏林之大，其形烨烨"。

知我罪我，其惟春秋

——《医界春秋》

《医界春秋》

孔子作《春秋》，乱臣贼子惧。开眼看世界之后的中国，希望摆脱贫穷落后面貌的心情非常迫切，但也陷入了另一个极端，即一切惟洋论。对于以中国文化为基础的中医学，更是极尽鞭挞。有部分人则挟洋自重，意图借助政府公权力来消灭中医。这一切，在中医界人士看来，这无异于礼崩乐坏，其情境极似于春秋战国。天子不作史，则民代行之。政府在维护中医药的事情上无所作为，甚至助纣为虐，引发民间的强烈抵触，民众自发组成大量团体来维护中医药的权益。1926 年 4 月 25 日，张赞臣、杨志一、朱振声等人在上海组建医界春秋社，以孔子自比，以《春秋》为范，意图以笔谏的方式来反击对中医的污蔑，以匡正国粹。这样《医界春秋》杂志应运而生（图 36、图 37）。

《医界春秋》，为月刊，实际创刊于 1926 年 5 月，最初由著名中医杨志一先生担任主编，1927 年 1 月，因杨志一返回江西老家，改由张赞臣主编，一直到 1937 年 3 月因日本全面侵华而停刊，持续时间达 11 年之久，共出版 123 期，是近代中医史上持续时间较长、影响较大的中医医学刊物。在社员及广大中医界人士的共同努力下，该社自出版《医界春秋》以来，其间只在上海"一·二八"事变期间停刊四期，其余时间皆能按时出版发行，并且每逢周年都会邀请名家撰稿出版纪念刊一期，检查过去一年的工作，以期今后内容更加充实。

上海医界春秋社在组织上设有监察委员（常务）和执行委员（理事）数人，还设有名誉社长数人，正社长一人，副社长二人。主要成员有谢

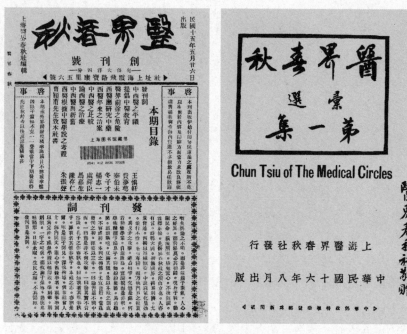

图 36 《医界春秋》杂志

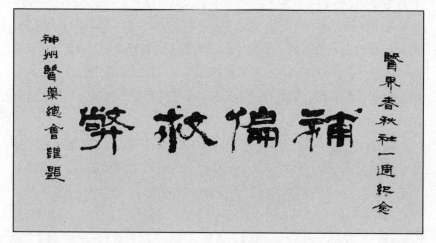

图 37 《医界春秋》贺词

利恒、朱少坡、夏应堂、丁仲英、杨志一、张伯熙、张赞臣、朱振声、许半龙、虞舜臣、方公溥等，都是当时有名的中医。张赞臣任执行主席，下设文牍、编辑、宣传、交际四部。经费都是由医社自己筹备，医界春秋社的经费来源主要有三个方面：一是中医界名家的赞助；二是会员年费；三是发行《医界春秋》及刊登广告。医界春秋社成立后，即向教育部申请立案，寻求官方的认可，以便社务的开展。1928年2月3日该社向上海市政府卫生局注册，不久，上海市卫生局颁发了第二号注册执照，将其确认为研究中医学术的正式团体，为此后社务活动的开展提供了许多便利的条件。

《医界春秋》在发刊词中表示："孔子之作《春秋》也，曰：'知我者，其惟《春秋》乎？罪我者，其惟《春秋》乎？'本社之志，亦犹是耳！"[①] 其意为挽救中医事业危亡而作此刊，不管后人对刊物的功过评价如何，都将此刊坚持办下去。

顾惕生在刊物发行两周年纪念特刊的文章中也提道："《医界春秋》，何为而作也，曰遭时与世不得已而作也。昔孔子作《春秋》而乱臣贼子惧……贼于医界者，岂得以哉？乱贼之名不可妄加，乱贼之实，在人人心中皆能辨之"[②] 文中直指欲灭中医者为乱臣贼子，言辞激烈。《医界春秋》杂志发刊之初就旗帜鲜明亮出与当权派作斗争的气势，提出面对当前中医情势危急，亟当团结社会各派力量发起抗争。

1929年2月24日国民政府中央卫生委员会通过"废止中医案"，引发社会一片哗然。《医界春秋》发布"本社驳斥中央卫生委员会取缔国医议决案之通电"[③]，首先披露该案阴谋。同年3月17日该报社主要成员谢利恒、张赞臣参与组成五人赴京请愿团奔赴南京，促使国民政府撤销原案。同时该报出版"中医界奋斗号"专刊详细记录此次事件全过程。1935年第105期该刊又曝光汪精卫阴谋阻挠"国医条例"颁布的内幕（图38）。

这些事件的跟踪报道，都引起了社会的极大反响，同时也提升了《医界春秋》的社会影响力，订户数常年维持在5 000份以上。刊物吸引到一大批医界名人成为其撰稿人，如章太炎、谢利恒、恽铁樵、曹颖甫、祝味菊等，其读者遍及全国各地（包括台港澳地区），更远及日本、朝鲜、新加坡、菲律宾、泰国、斯里兰卡以及欧美等地区。

① 发刊词 [J]．医界春秋，1926（1）：14.
② 顾惕生．顾序一 [J]．医界春秋，1928（25）：14～15.
③ 医界春秋社．本社驳斥中央卫生委员会取缔国医议决案之通电 [J]．医界春秋，1929（33）：2～3.

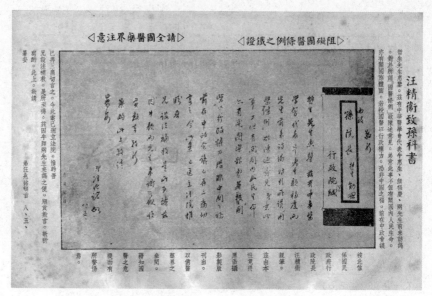

图 38 《医界春秋》刊登"废止中医案"阴谋

随着《医界春秋》影响的日益扩大，其内容也越来越丰富，其栏目从最初的短评、学说、笔记、医案、讨论等扩展到后来的评坛、学说、调查、医案、短评、纪事、药物、特载、杂俎、余兴等。另有《双十节特刊》《咽喉特刊》《中医药界奋斗号》等特刊，力求做到立论明确，反应敏锐。

《医界春秋》最初前三期未分栏目，第四期开始设置评坛、学说、笔记、调查、医案、讨论、短刀、纪事等栏目。之后几经调整，陆续增加专著、特载、药物、问答、通讯、消息等栏目。根据其刊载的文章，可以归为以下几类。

1. 编辑者言

该栏目多为张赞臣撰写，常作为"卷首语"，刊登在杂志的扉页或内页，每篇文章二三百字，涉及内容丰富，多为对社会现象的分析探讨，并回应读者或作者的关切，文笔犀利，反映了编辑部的观点与思想。

2. 专著

该栏目刊登名家著作，篇幅一般较长，多以连载方式，后来则结集出版，汇集成《汇选》一卷。所选文章，学术水平较高，反映当时中医药研究的最新成就。如谢利恒的《中国医学源流论》、陈无咎的《中国内科学讲义》、余奉仙的《医方经验汇编》、余驾山的《温病赋》、张赞臣的《中国诊断学纲要》、叶橘泉的《中国医药卫生常识》、余无言的《实用混合外科学讲义》、陆廷琦的《验舌辨证歌括》、邹趾痕的《医圣曙光》、李健颐的《痘疮汇参》、宋大仁译的《医学家的人生观》、宋爱人的《春温新绎》及其评注的清马元仪《马氏临床学诠证》、叶劲秋的《处方与方剂》、程汝明的《眼科心矩》、王润民的《汉方标准》等。其中有些文章堪称近代中医名家著作的经典。

3. 调查

该栏目最初为"西医年来之治案"，从第四期开始归入"调查"栏目。设立之初，该栏是为通过西医药在临床中的具体事故，来驳斥西医派的目的，但后期随着编者思路的变换，将与西医相互攻讦的论调转为探讨中医临床问题，论争的烟火味减退，更趋理性与客观。

4. 评坛、论坛、短刀

创刊之初，刊物即以评论为主要内容，"秉春秋之笔，发公允之论"①，刊登大量评论性文章。内容聚焦当时中医行业的重大问题，如对西医的言论和行为、当局的医政管理、中医教育、中医前途、行业操守、时政信息、社会医疗等。这些文章一方面反映了中医界的思想动态，另一方面也表明了报社的观点，起到引导社会舆论，促进中医界团结的作

① 本刊与新年［J］.医界春秋，1927（8）：1.

用。有时候这类文章也放在"短刀"栏目内，意为其内容短小但犀利如小刀，直戳事件要害。

5. 学说

该类栏目的文章在每一期都可见，一般每期三篇，少则一篇，多则7～8篇。这些论文涉及中医基础理论研究、中医经典研究、各类病案研究。与"专著"一栏同为学术性栏目，相比较而言，本栏目的文章篇幅相对较小，连载不多，但数量多，且更为贴近学术研究的前沿。如第62期的《伤寒论》研究专栏集中刊出了柯等和的《太阳病略解》、许崇衡的《太阳表阳内陷之研究》、李健颐的《伤寒虚寒虚热之探讨》及《病发于阳者六日愈发于阴者七日愈之研究》、商复汉的《伤寒论片段之研究》、杨野鹤的《释阳明篇少阴篇之急下》、李天沛的《伤寒论之阴阳脉》等。

6. 讨论与问答

该类栏目主要包括"讨论"与"问答"两类。前者重在交流学术成果和学术思想，多为医家阐发个人观点，或针对刊中其他文章提出的不同意见，以引起争鸣。这是该刊学术包容，立场中立的具体表现。每期发表一到两篇，前后计约200篇。其中如许勤勋的《与张山雷君谈谈太阳阳明正阳阳明少阳阳明》、黄昭光的《驳王慎轩君发明产后三冲之病理及治法》及孟起的《读黄昭光君驳王慎轩发明三冲之病理及治法书后》、刘鸿钧的《吴氏温病条辨滥用桂枝汤之疑点》。这些文章涉及对中医基本理论、病证治法、处方用药的探讨。观点往来，学术争鸣，蔚为大观。

后者是针对读者的一些提问做出回答，计有400多条，内容涉及疾病的治疗或者药物的使用等。这些文章篇幅短小，针对性强，其中也包含一些临床医案。如陆清洁的《答郑少南君问久病治法》《答刘紫霞君问三症治法》。这些问答侧重知识的灌输，带有指导性质，而非学术的讨论。

7. 医案

栏目刊登了一些医界名家的验案，并配有疏解，方便读者研习。如朱振声和虞舜臣记录的《嬾园新医案》就收集了浙江中医专门学校校长傅崇黻先生的医案十则，分十期连载，每案都有"原因""经过治疗""病状""诊断""处方"等分目，且每案最少三诊。对患者就诊过程进行全程记录，详细分析医者临证时的辨证思路，非常具有借鉴意义。其余的医案如：张少钦记录金子久的《金氏医案》、张伯熙的《孝友堂外科医案》、陈无咎的《黄溪大案写真》、宋爱人的《胥江方案录》、李健颐的《鼠疫之治疗及验案》等，均为近代中医经典病案。

8. 笔记

"笔记"一栏刊印了70余期，与"医案"板块不完全一样，这一栏刊载医家的诊疗经验和治学体会，是对具体案例的升华，是经验之谈。如张少波的《琴雪芳肝病治验记》、李健颐的《大便下脓血之治验》、顾小田的《藏拙轩验案录》、叶橘泉的《热病发狂得冷水浴与恣食鲜桑椹自然疗治记》。此外，该栏还刊载医家的读书心得，如刘民叔的《诊余读书记》、袁绿野的《阅微草堂笔记一则》、斯德益的《学医一得》等。

9. 药物

对中药的研究一直是所谓"中医现代化"的重中之重，通过对民国中医药期刊的梳理可以发现，对中药的研究是各类中医类期刊通常都包含的栏目。《医界春秋》对药物的报导主要有三类：一是对中药研究方法的探讨，涉及中药研究是否可以"科学化"、如何用科学的方法研究中药,如蔡陆仙的《中药不适于化验谭》、俞凤宾的《中国药材之研究及商榷》、杨野鹤的《药物学研究之方法》等;二是对具体药物的研究,这类文章多达百篇,详细探讨药物的产地、性能、用药情况等,具有较高的学术价值,如张锡纯的《论三七有特殊之功能》、黄彝鼎的《苍白术功用之比较》及《远志之涤痰开心窍》、张治河的《麻黄发汗利尿之实验》等;三是医药史和中药知识普及方面的内容。这类文章在该栏中数量较少,散见于补白,如邵叶飞的《新药性赋》、沈香波的《〈诗经〉苤苡茵为中国女界最古药物学》等。之后又出版了"药物学特刊"及"中国药学"专版。

10. 通讯

该栏主要刊登中医界人士或团体的往来信件与消息,旨在沟通中医界交流,报道各地中医界的情况,反映中医界的心声。一般每期刊登1～3则信件,篇幅长短不一。如《本社上卫生部薛部长电文》《薛部长复本社电文》《上中央国医馆建议书》《上中央国医馆意见书》等,为研究该时期行政当局对中医的政策与态度提供了第一手研究资料。另外,如《湖南医药团体致全国医药界一致争回管理国医全权通电》《写给全国医药团体总联合会的一封公开信》《与香港医界论三一七书》《与全国中医同志书》《再告全国中医同志书》《台山中医公会通电:请声援限制中医参用西械西药》《各地中医学校、国医团体等响应〈本社为中西医不平等待遇案宣言〉来函之一束》《本社电呈三中全会请求将中医学校列入教育系统》等,则具体呈现了中医界抗争的过程,是这一段历史的直接证据,也是该社之为《春秋》的重要体现。

11. 医讯

这一栏目共出版26期,多由《医界春秋》撰写,一般不署名。属新闻性栏目,该栏目的文章也是后世研究民国医药历史的重要资料,如

《内政部会同卫生署拟订中西医资格检定规则》《行政院会议通过中医审查规则》《江苏省颁行管理中医暂行规则》《江苏省中医检定规则》《上海市卫生局修改中医领照章程》等，对这些中医药法规的制定细节的报道，时刻绷紧中医界神经。除了政策法规类的报道外，还有对各个地方医药信息的报道，如《阜宁全县医药卫生概况》《苏北黑热病之证状》《经过了农村一番》等。

12. 常识

该栏目的文章主要普及一些简单的医学常识和养生方法。如张汝伟的《今年冬温之预防及补救法》、丁荫荪的《人当如何可享百年岁寿命》等。

13. 其他

《医界春秋》设置的栏目繁杂，其余的如余兴、补白等，这些或刊登些医学小品、诗词，或刊登医学小典故，这些豆腐块作品一方面起到增强杂志趣味性的作用，一方面起到充实边角板块的作用。不以学术为目的，但却也是必不可少的补充。如余择明的《投机事业》《医学士与修发匠》及李寿芝的《特国博士》等，这些作品看似为嬉笑怒骂之作，实际也围绕《医界春秋》的主旨，讽刺当时西医界存在的种种陋像。

《医界春秋》秉持为中医发声，捍卫国粹的立场，在组织中医界争取平等待遇的斗争中起到了重要作用。她充分发挥报章媒体的舆论引导作用，成为中医界发声的喉舌，一次次挫败西医派抹黑绞杀中医的企图，不违"春秋"之命。同时，她以"探讨医学，不分中西，只重效果"为宗旨，刊出了大量学术价值高的中医学论文，改变中医药在人们心中愚昧落后的映象，改善中医药的社会形象，提升中医药的社会地位，不违"春秋"之志。另外，她关注社会生活中普罗大众的卫生健康事业，具有强烈的社会责任感，不违"春秋"之义。《医界春秋》在近代中医药发展的历史上，留下了浓重的一笔。

刊文辑录

发 刊 词

嘅夫与论之不明，而是非益趋于紊乱。人心之好异，而善恶莫必其指归。况在于医，动关民命，横流所至，倍觉惊心，不挽狂澜，谁标正鹄，此医界春秋社之所由立也。人亦有言，时转大同，初无国界，医为利济，尤贵会通。西医以器械擅长，中说以气化呈效，并行不悖，各自专精，而乃执门户之褊衷，为戈矛之攻击，笔舌相争，究无是处，何若勤修学业，自造康庄。

实验睹而是非明，学术精而争端息乎！抑知纷纷聚讼，易淆听闻，琐琐刊嗤，反晦其理，是以本社之创成，不容或缓。本刊之传布，尤宜普行。当兹刊发之初，谨要以三事：一曰论善恶不问中西，一曰辨是非不尚攻击，一曰务真实不贵空谈。孔子之作《春秋》也，曰知我者其唯《春秋》乎，罪我者其惟《春秋》乎！本社之志，亦犹是而。唯是囿于闻见，深愧拘墟。尚希社会人士，海内同文，关心中西医事者，或举事实以为定评，或参学理以相印证。笔则笔，削则削，一字之贬褒，而攸关于荣辱，将使鬼魅潜形，日星永曜。生民之福，不其懿欤。发刊日是为词。

形影踯躅，中医之光

——《医光》

《医光》

《医光》（图39），1928年12月创刊，由光华医社发行，光华医社编辑股编辑，刊物尺寸为16开，月刊。社址定于小西门外黄家阙路中国医学院内。光华医社编辑股成员主要有黄彝鼎、陈中权、黄昭光。该刊是由中国医学院第一届学生组织出版。由于这一届学生入学时都具有医学基础，有部分人员甚至有过开业行医的经验，因此以研修生身份入校，入校后思维活跃，在中国医学院每周组织的医学研讨会中多有思想碰撞，于是一拍即成"光华"医社。其社名来自《卿云之歌》①中的歌词"日月光华，且复旦兮"。

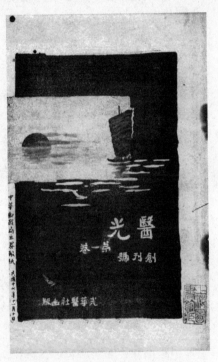

图39 《医光》

该社"本救敝起衰之念，推济世利物之心"发行期刊。"取名医光，

---

① 上古时代的诗歌。相传功成身退的舜帝禅位给治水有功的大禹时，有才德的人、百官和舜帝同唱《卿云歌》。诗歌描绘了一幅政通人和的清明图像，表达了上古先民对美德的崇尚和圣人治国的政治理想。此诗被作曲家肖友梅谱成曲子，并于民国初年与北洋政府时期由徐世昌选定为中华民国国歌（1920—1930）。

概取光大中医之学术之意"。

医社组织分明，共分十股：总务股、编辑股、组织股、文牍股、宣传股、交际股、广告股、发行股、经济股、庶务股。其社员分普通社员和基本社员，基本社员18人，多为中国医学院首届学员；普通社员7人。并另聘指导员和职员各13人，其中指导员基本为中国医学院教师，另聘请职员13人。因受中国医学院内部分裂和学生即将毕业等因素影响，该刊仅刊出两期后即中断发行。

《医光》以"改进国医学术，普及民众医学常识"为宗旨。其载文主要是研究中国传统医学，讨论中医改进方法。其选稿原则为专载昌明国医精华，改革医界之积弊，吸收西医之长，以补中医之不足，立论公正，务践实际，不涉空泛。《医光》所在的中国医学院其时正处于分裂的边缘，内部师生分裂，甚至相互攻讦，因此该刊的编辑力主立场中立，对于学术的问题，当就事论事，"不信古以腐败，不骛新以忘本。论善恶不问中西，辨是非不尚攻击，务事实而不尚空谈，事研究兮藉资攻错"。[1]

其主要栏目有评坛、实验谭、家庭与医学常识、学说、释古、药物、专著、讨论、译著等栏目。其主要撰稿人和作者有钱松柏、顾阳生、马狮赘、岑冠华、黄昭光、章次公、沈济苍、徐人龙、陆渊雷、吴国钧、陈敬先、李云超等。

该社成立之时，正值余云岫等人酝酿提出"废止中医案"，并最终于1929年2月通过该案。在此期间，中医界开展大量自救活动，举行集会，组织请愿团，积极参与国会议员选举，刊印期刊，扩大宣传。这一时期的中医药期刊莫不关注这一话题，该刊聚焦于此，她认为："其有一二知新之士，欲图改革，则又主张过甚，往往抚拾西医皮毛，排倒一切，于整理中医旧籍，非所愿也。发挥中医成效，非所晓也。舍己耘人，矫枉过正，其失盖与墨守者等。"

该刊曾刊登过一些重要文章，其中叶劲秋的《旧医与新医》提出"中医虽旧，其理也新"，虽然中医的理论给人印象是老人所禀有的旧

---

[1] 本社缘起 [J].医光，1928，1（1）：8.

道理，但这并不能说明这些道理老朽且迂腐。沙中自有精金，石中也有璞玉，只要能够治病救人，这样的旧道理也是值得研究的。其说理源自《诗经·大雅·文王》中的"周虽旧邦，其命维新"。这一句话后来被冯友兰引用，以此形容抗日成功之后，中国文化的未来。在那个纷繁年代，人们认识到，中医的未来，关乎中国文化的未来。面对"废除旧医"的浪潮，中医业者，乃至传统文化的拥趸常常将中医学的兴亡与国家大势相捆绑。该刊中顾兆奎的《医学与民族之关系》，就将这种逻辑仔细演绎。作者认为国家强大先要有强大的民族，这依赖于民族的强健，而这又依赖于医学的昌明，强调医学对于一个民族复兴的重要作用。作者将医国与医民统一起来，使古语"不为良相则为良医"更具体化。另外作者从经济上分析西医祸国之处，由于我国尚无自产西药的能力，提倡西医，必然"漏卮本国之金钱于外人之手"，造成自身本就脆弱的经济更加依赖于列强。将维护中医与当时出现的提倡使用国货抵制洋货的运动相结合。"甚者，一旦有事，交通阻塞，外药外器，无路输入。然当时国医已消，一旦人民患染扎瘥，欲求诊治，将何以延医乎！即使医至，将何以调剂处方乎！则病者之命，不送于阎王之家几希矣。"根据国家战乱，频受外族入侵的时局，作者认为提倡中医是国家的必然选择。

除了忧国忧民之语，《医光》的重点还是在医学杂志的主业，其"学说""实验谭"板块刊登了许多中医学知识的探讨，其中不乏学术性强的文章，如章次公的《中国药物起源的研究》，作者认为任何学问都要追溯它的前因后果，而追溯药物的起源大概经过五个步骤：迷惘、怀疑、认识、应用和研究，这也是研究其他学问可以借鉴的方法。此外还刊登有关医学界的各个方面的内容，如《研究国产药物吾人应有之破坏与建设》《章太炎先生与余云岫论脾脏书》《研究国产药物吾人应有之破坏与建设》等文章。这些在当时都可以开启民智，让专业人士了解学术界的动态，在今天也是研究近代社会生活史、医药史、疾病史的重要史料来源。

《医光》是与中国医学院关系密切的一本期刊，由该校的学生编辑发行，但她是独立资金运作，对外公开发行的一份期刊。刊出内容没有涉及中国医学院的相关内容，而是一份纯学术期刊。因此，将该刊与一般的校刊区别开来是比较合适的。

刊文辑录

《卷头语》

或曰，处此科学昌明时代，事事中不如西。即以医论，西医重生理解剖，可以证实脏腑、筋肉之组织，西医重药物化验，可以明悉铁质、蛋白之成分，以及病理治疗，皆本现实界之科学化立论，为世所楷模。何必昧学术之沿革，逆世界之潮，研究此陈腐之中医学术为哉。曰不然。时不问古今，洋不论东西。凡一国家，其学术足以利人者，皆有保存之必要。谓中医学术，必不可用，何以西医未入中国以前，不人人夭札。谓西医学术尽美尽善，何以因解剖殒命诊治罔效者，时有所闻。要之，中西医皆在研究时代，中医之式微，非学术之不良，业医者不事研究与发阐之咎也。处今日而不谋振兴，不十年其凌替矣。同人等不自量力，妄欲改进中医学识，提倡民众常识，发潜德之幽光，挽狂澜于既倒，此本社之所由起也。

然欲振兴中医，发扬学术，非徒托空言，可以塞责。必于实际上有所裨益，与医界中有所贡献，此本社医刊之所由作也。方当发刊之始，谨弁数言于简端，以就正当世。

1. 改进之慎重。中西医之职责，同为救人疾苦，则凡可以救人者，皆有采取和保存之价值。西医长在解剖，无一不当采取。中医长在治疗，而所以能治验者，无一不当研究。然中西之学理治疗药物名词，枘凿不容。今欲沟通之，则必慎之又慎，否则难免穿凿附会，遗误后学，流毒苍生。

2. 论学理不拘新旧。搜罗旧训，从事研究，温故以知新，非墨守旧说也。采新学说，尽量推勘，借他山以攻错，非骛新盲从也。既不取顽固之守旧，亦不取浮躁之轻进。

3. 辨是非不尚攻击。评学理以光医术，固无所谓攻击，搜疵索瘢，未免为大雅所识。

4. 务真实不事空谈。好占玄妙，不合现代潮流，与好做阔论，不能实际上谋革新者，概不录。吁中医革新，巨大工作，非少数人所能尽其力，非短期间所能奏其功。不得不团结同志，斟酌异同，切磋琢磨，以互相发明，将使中医学术，彪炳千秋，并希海内医杰，多所垂教，勿怀宝以鸣高，本社有厚幸焉。

形影踬躅，中医之光

改良中医，务实学术

——《中国医学月刊》

《中国医学月刊》

《中国医学月刊》（图 40），1928年 10 月 1 日创刊于上海，由陆渊雷主编。其社址位于上海西门内石皮弄中医学会。全张纸印刷，刊期为月刊，初期每月 1 日出版，自第6 期间为每月 10 日发行，1930 年 4月停刊，合计出版 12 期。

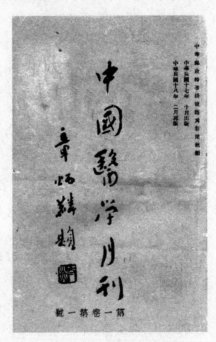

图 40 《中国医学月刊》

该刊从创刊起就没有固定封面和栏目。期刊封面第 1 至第 5 期仅为简单题词，第 6 期出版延期至次年 7 月出版，封面开始出现"China Medical Journal"字样，第 7 至 9 期封面更趋丰满，添加"万病回春"的美工寓意图，至第 10 期又回归朴素。题词人也有变化，第 1、第 4、第 5 期为章太炎，第 2、第 7 期为王一亭，第 3 期为国民党元老王正廷，第 8、第 9 期为书画家蒙寿芝，第 6、第 10、第 11 期改为印刷体。

杂志以陆渊雷、丁济华、赵公尚等医界名宿为首，倡导将中国的传统医学和西方的药理学、生物化学等基础学科加以融合，强调先改革中医学理论，而后谈继承临床经验，并进行大胆假设，提出"改造中医"

的口号。其宗旨为"研究精确的学理，不以诘难辨正为嫌"①。

"古人于医，有三折肱、九折臂之言"，中医常以丰富经验为傲，但该刊认为"是犹就经验而言，然医非可尝试之技……故医之学理，比经验为尤重"。经验的东西终究要在理论上搞清楚，而不应该一味以经验自居。而另一方面，该刊也并非迎合社会中的片面批评之辞，"对于现代学术，有批评而无研究，恐非自立之道也"②，他们认为应该有务实研究改良之法，而非盲目从众地批判。

在"改造中医"的旗帜下，曹颖甫、陆渊雷、姚兆培、宋大仁等医家发表了大量的文章。如陆渊雷《改造中医之商榷》，前后连载6期，详细介绍了针灸治疗、药学发展、唐宋以后医学、中西医学差异等，倡导以科学之法改良古老中医的路径。透彻描述了社会对中医与西医的截然不同的态度，"明知西医治不好，倒是死而无悔；明知中医也有治病本领，倒是不敢领教"，作者愤愤不平之情溢于言表。时至今日，这种心态依然广泛存在于社会大众之中。对于中医如何与现代科学接轨，陆渊雷举了一个生动的例子。西医"利尿强心"，而中医言"色白入肺，味苦入心"。从治疗方法上，中医与西医是一致的，只是在称谓和理论上描述有所不同。"中医要学了那些科学，才可以算医学界。这理由就很容易明白了，因为既懂了中医的学说，再懂了西医的科学，只要稍微加些思考，将中医用科学的方法解释，也不十分困难。这就是沟通中西的下手方法"③。将中医的理论和现代医学的理论做这样的联想，至今都为很多学者效法，从这一层面上讲，这本期刊值得后世尊敬。

全刊关于改良中医的文章可以分为两类，一类是从经典出发，针对经典文献中的条文，结合现代医学中的理论，进行阐发。在民国，中医的知识点，改头换面，配上颇为洋气的现代医学的词汇，是一种迎合社会潮流的时髦行为。如碳水化合物、蛋白质、脂肪、无机物、维生素，这样的字眼开始充斥于期刊中。另一类则是从临床路径上探讨中医的改良。如姚兆培的《药物与阴阳》，文章认为"各种药物的本身，同一木

---

① 饱东藩. 读了《医学月刊》发生的感想 [J]. 中国医学月刊, 1929, 1（6）: 22～32.
② 劳尘. 发刊词 [J]. 中国医学月刊, 1928, 1（1）: 1～2.
③ 陆渊雷. 改造中医之商榷 [J]. 中国医学月刊, 1928, 1（5）: 7.

石，亦没有什么阴阳的假定，是在药物对于人身的作用上分别。故药物阴阳的求法不能在形式上推求，只可在药效的经验上观察"。①

除了思考中医的未来，该刊物也注重于医学的学术性。主要有三个方向的内容。

（1）刊载医学专著、家藏抄本、医论研讨等。如程门雪《金匮虚劳之研究》、陆渊雷《金匮今释》、陈亮衡的家藏秘本《松阴喉科秘传合抄》等，都是全文推荐。另如章次公的《药物讲义》等节选刊登。

（2）介绍医家临床经验。编者强调"医之目的，为欲治病，研究学理，无非为治病之预备功夫"，期刊应该"载诸名医所治疑难大症，以见临机活变之一斑"。该刊先后刊登了曹寅甫、丁济华、章璧如、沈仲慈、戴橘圃等内、外、妇、五官科名家的临证治验，涉及历节风、寒泻、气胀、喉痈等疑难杂症10余种。这些医案有的记录相当完备，分析仔细，且理论功底深厚。如曹寅甫的"历节风"医案，详细描述患者的发病原因、症状表现、病机、脉象，并有处方、用药依据及患者预后，堪称后世医案典范。

（3）刊登常见病、流行病的经验方药，其中不乏民间验方、偏方。每期少则三五条，多则十几条，篇幅短小、方药简单，多为医家多年心得，效验明显且易于施行。

《中国医学月刊》前后仅刊出2年，共12期，作为近代中西医汇通的重要舆论阵地，在探讨中医科学化，改良中医学理论，继承中医临床经验等方面，发挥了重要的作用。特别是在20世纪30年代，大量中医学术刊物集中涌现的时候，她依旧值得拿来回味。

刊文辑录

《发刊词》

中国医学，萌芽于神权时代，故古时巫医并称。医字或亦从巫，自

---

① 姚兆培. 药物与阴阳［J］. 中国医学月刊，1928，1（3）：15.

后演进，乃由神秘推理，由推理而实验，传人代起，成绩昭然，历千百年而不敝。此诚可以睥睨世界，领袖全球者也。无如时代推迟，今古异势。昔日上工巨师，仅挟方术，已足以自豪。今则新潮激荡，若无真确之学理，殆不能自立。年来中西争讼，嚚然未已，入奴出主，互相排挤，此即中国医学变动之见端。将来兴替如何，胥视现代学者有无澈底之觉悟。若仅断断于中西医学之轩轾，对于现代学术，有批评而无研究，恐非自立之道也。考西洋医学沿革，从前之进步，远逊于中医，成绩亦甚平常。近百年来，各种科学，日趋发达。西医利用各种科学，遂能日新月异，大改旧观。而环顾我国业医者，下焉者无论矣。其上焉者，亦只知抱残守缺，凭藉特效之方药以自足，绝不思极深研几，以求学理之至当。论医家之方法，则有所未备；论医家之责任，则有所未尽。衡以人类进化之理，医家慈善之心，即无西医侵略，亦当急起整理，力谋发新。焉可墨守旧说，画地自限，不事创作。况世界演进公例，优者胜，劣者败，事物皆然，医学亦何莫不然。倘仍醉生梦死，不能与世推移，虽有特效方药，人将以为幸中。且原有治疗方术，不足以应此后人类之需要，亦为必然之趋势。明明与物竞公例相背驰，而犹侈然自大，不知死所。如是而欲延此中医学术一线之运命，直与南辕北辙同一谬妄而已。然则所谓世推移者，将舍己芸人，屈服于西医乎？抑集思广益，以求迈越于西医乎？由前之说，则必尽弃其学，醉心欧化。如戴季陶先生所言：近时青年，对于五十年前读物，便不肯寓目，是直丧心病狂，自暴自弃。既显示我国无一学术可以独立，尚能免除劣等民族之恶谥乎！此则一国人民之奇耻大辱，非仅医学本身问题已也。由后之说，则必自研究旧学始。昔孟德斯鸠因研究旧法律学而与新法律学，卢梭因研究旧政治学而与新政治学，斯密因研究旧生计学而与新生计学，哥白尼因研究旧历学而与新历学，培根、笛卡尔因研究旧哲学而与新哲学，此皆学者之先例，何独至于医而疑之？古人于医，有"三折肱"、"九折臂"之言，是犹就经验而言。然医非可尝试之技，必先学成，而后可以进言经验。故医之学理，比经验为尤重。杜甫之自论诗境云：读破万卷书，下笔如有神。神即从破来也。同人以为欲求中医之中兴，使焜耀于世界，站一学术上之地位，则必先事悉心研讨，周罗搜索。凡自然界之科学，一一引为学术上之材料。更以怀疑之态度，冷静之眼光，研索古训，几度翻覆，学乃有获。根底既固，然后凡百新发明之学说，皆能站定地位，尽量推勘。借他山之攻错，阐吾学之真理。此所谓"取诸人以为善，非骛新以盲从"也。如此庶可得中医方术之真理，不特地自立，且可推行于世界矣。抑研究医学，何为也哉！为谋人类健康问题、生命问题，关系至重。本极艰难困苦，而在个人，则有学术之兴趣，引人入胜，不能自已者也。现在受环境压迫，既不能望有力者之提倡，惟凭藉社会之信仰，勉自支撑。若再不从学术根本上谋其发展，吾恐数千年圣哲相传无尽藏之义蕴，皆将自吾面斩，医学亦随此潮流而汩没不复矣。故就医论医，吾人应急起直追，以冷静态度，做忍耐功夫，出之以敏锐之视察力，绵密之思考力，精微之判断力，以引动其日新月异自得之兴趣，为中国医学放一异彩，开一新纪元。俾得独立，蔚为东方特有之一学术。如是而谓中医不能在世界学术上占有相当位置，吾不信也。然此非少数人所能尽其量，亦非短时间所能竟其功。所望吾国医学同志，各有明瞭之观察，澈底之觉悟，乘此时会，发奋兴起，以学者之地位，为客观之研究。必使吾国固有宝藏，得以由整理而尽洩，俾出陈而发新。本社同人，窃愿基此两点，提出种种问题，与国内多数同志一商榷焉。此本社之所由组设，与本刊发行之意也。

劳　尘

化中医为世界医

——《中医世界》(《中医世界季刊》)

《中医世界》《中医世界季刊》

　　《中医世界》(包括《中医世界季刊》)(图41、图42),创刊于1929年6月,由上海中医书局出版发行,中医世界社编辑,秦伯未、方公溥为主编,邀请章太炎、夏应堂等二十余位国内中医界名人为特约撰稿人。该刊为32开,初拟为双月刊,全年六期为一卷,每卷第一、第四期为特刊。在实际出版中有所调整,第三、第四卷改为月刊,第五、第六卷为

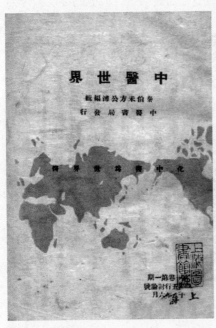

图41 《中医世界》

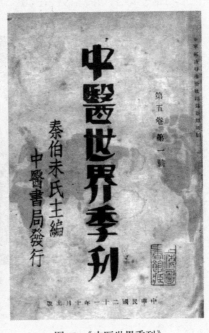

图42 《中医世界季刊》

季刊，自第七卷起又改为月刊。该刊自第十卷起，与《中医指导录》合刊。因"八一三"淞沪抗战，刊物停刊。全刊开办八年，共出版十二卷六十七期，在中医学期刊中属于刊行时间较长的期刊。

谈及杂志名称，主编秦伯未解释为"欲使中国医学化为世界医学也"[①]，该刊将这句话直接印在每期的封面上，使得读者和编辑者都感受到自身的使命。为了完成这一使命，"对外施相当之宣传，对内供彻底之讨论"，中医世界社刊发该期刊，意欲使其成为中医界宣传和讨论的平台。

该刊主笔为秦伯未、方公溥，后由于秦伯未兼任全国医药团体联合会、上海国医公会等职务，庶务繁忙，中间由陈中权主笔两期（1931年第2卷第12、第13期）。从该刊的整个刊行时期看，秦伯未在其中扮演了重要的角色。他在该杂志上发表了各种类型的文章70余篇，其内容从学术问题探讨，到诗词书画，题材广泛。秦伯未还借助《中医世界》这个平台，接收了大量的遥从弟子。通过邮件每周寄送一次讲义全文给学生，每两周做一次医论医案批阅。这有点类似于现在的函授教育，但秦伯未与这些弟子的关系更为密切。虽不是面授弟子，但他们都以亲传弟

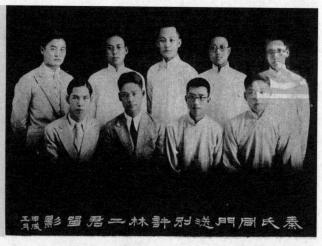

图 43　秦氏同门
［中医世界, 1934, 7 (1): 1.］

① 秦伯未. 导言［J］. 中医世界（阴阳五行讨论专号）, 1929, 1 (1): 1～4.

子自居，并成立秦氏同门学会，相互沟通学术，紧密彼此关系。在《中医世界季刊》公布的秦氏同门名单中，有据可查的就有48人，来源遍布全国，行业也比较广杂（图43）。

令人惊叹的是，这些用于《中医世界》刊印的大部分讲义及遥从弟子文章的批阅皆为秦伯未一人完成。另据不完全统计，民国时期的各类期刊中共刊登秦伯未撰写的文章有500余篇，让人不得不佩服秦伯未的笔力之雄健及工作之勤奋，在民国医家之中，当执牛耳。

《中医世界》依托于全国医药团体联合会和上海国医公会，拥有一支强大的写作队伍，其特约撰稿人常年有28人之多，除了秦伯未外，包括章太炎、夏应堂、丁福保、殷受田、谢利恒、陈无咎、许半龙、蒋文芳、张山雷、张锡纯、顾惕生等。这些人在中医界都声名显赫，颇具号召力，因此该刊的稿源丰富，且具有相当质量。这为该刊物的长期举办提供了很好的支撑。

张明庵曾对《中医世界》的作者作了一首《月旦评》。①

章太炎：老熊当道百兽慑伏

谢利恒：家学渊源医林老将

秦伯未：朴实无华学者本色

顾惕生：雄师大帅堂堂正正

恽铁樵：长江大河一决千里

王一仁：驰骋疆场健儿身手

张赞臣：褒贬得体春秋遗响

张锡纯：衷中参西顾盼自雄

裘吉生：明月在抱议论风生

陈无咎：善布奇阵令人惊叹

许半龙：平淡清远如观秋水

陆晋笙：膏油液燃一室通明

① 张明庵.中医著作家月旦［J］.中医世界，1929，1（3）：23.
月旦评是东汉时期"谈论"的一种类型。"月旦"即月朔，每月初一。由东汉末年，汝南地区许劭、许靖兄弟主持的对当代人物或诗词字画等进行品评的一项活动。被评者，往往身份倍增，世俗流传。

沈仲圭：白太傅诗雅俗共赏

杨侯如：商量旧学时生新语

该诗将几位主要的特约撰稿人的特点总结得惟妙惟肖，给人星河灿烂之感。

《中医世界》运作情况良好，发行一年，销量自 1 000 份陡增至 5 000余份。除了在 1932～1934 年改版为《中医世界季刊》期间刊数减少外，其余时间基本能按期出版。很多时候，比如专刊专号的出版，能够提前几期就予以预告，足见其稿件积累之多。甚至在 1937 年因战乱被迫停刊之前，其刊出的文章数还处于鼎盛。

期刊中刊出的文章，大约分以下几种类型。

1. 医案医话

该刊验案类文章百余篇，刊载大量名医验案，涵盖内、外、妇、儿各科，是核心内容之一。特设"近代名医医案一脔""名医验案"等栏目，每期刊载一位医家临床验案。诸如《谢利恒先生验案》、秦伯未的《谦斋医话》、盛心如的《尤在泾晚年医案》、陈绍闻的《秦景明幼科医案》、方公溥的《涵虚室医话鳞爪》、李健颐的《临证医案》、夏振良的《谦斋膏方近案》、吴梦征的《曹沧洲医案》等都有大篇幅或者连续刊载，仅《谢利恒验案》就涉及偏枯、鼻衄、咳嗽以及种痘后面部淫疮等多种外感内伤杂病。

2. 论文

该刊有理论探讨类文章达二百余篇，在所有民国中医类期刊中排名前列。这大大增加了这本期刊的学术分量。这些文章注重探究中医学理，尤其注重经典理论的探讨。如陈中权的《内经标本治法之研究》、欧阳福保的《内经"火郁发之"释义》、吴次贤的《"风伤卫，寒伤营"之管见》、章太炎的《伤寒论演讲词》、黎萃拔的《大柴胡汤应否有大黄议》、王合三的《狐惑病今释》、张锡纯的《论"冬伤于寒，春必病温"及"冬不藏精，春必病温"治法》等。还有些文章侧重于病证的讨论，如陈无咎的《妇人三十六病说》、孔霭士的《眩晕论》、顾应龙的《咳嗽症治之条分缕析》、沈愚如的《伤寒与温热病之异同论》等。还有以现代医学视角思考的医学论文，如石梦鲁的《中西病理学与治疗学之比较》等。尤其值得特别一提的是林贤聪的《中国古哲学医学之辨诬》对阴阳五行等中医的基本概念的源头从易学《河图洛书》中寻找答案，全文洋洋万余字，并配图，分两次刊出，其分析细致而又逻辑缜密，后世研究易学及中医理论本源多循其道路而行，是一篇极具分量的理论文章。另外，秦伯未的《女医志》简单列举了义姁、淳于衍、蔡寻真、李腾空、杨保宗、冯嫿女、朱玉等古代女医的事迹，并以此来激励中医界中的女子。这无意中为后来的中国女性医学研究提供了线索。

3. 专病探讨

该刊刊载了探讨各种专病的文章，从疾病命名、原因、症状、诊断、治疗、处方等方面展开。如冯玉麟的《痨病证治全书》、张锡纯的《脑充血之原因及治法》、胡季丹的《胃出血和肺出血》、张鼒的《盲肠炎》与《肺之疾病及疗法》、陈无咎的《疳湿证与疳湿方》、张体元的《齿龈证治》、林德翔的《血证治法总诀》、鲍济民的《癫狂痫证治选方》、俞慎初的《水肿病之研究》、许半龙的《咽喉病》《生生琐语（肠痈）》、丁甘仁的《五脏六腑胀病方案》、钱九如的《淋与癃之辨别及治疗》、张俊英的《肺痨论治》。这些文章的作者都长期耕耘于临床，所作文章与临床贴合紧密，即使放在现代的临床当中，亦具有相当指导作用。

4. 方药专论

中药和方剂的研究是期刊文章很大的一部分。在药物方面，有简单介绍单个药物的性味功效等基本内容，如沈仲圭的《药物谈片》；也有对某一药物所作的专题论述，如陆成一的《论淡豆豉》、许小士的《白头翁研究之余议》、谢安之的《麦门冬之研究》、潘如桐的《枳实枳壳辨》、韩子璧的《附子考》等文章。

对于方剂的研究文章刊载较为全面，既有对单一方剂的研究，如沈治邦的《柏叶汤的论说和体验》《小建中汤漫谈》；也有对方剂理论的总结，如王仁叟的《方剂之运用法》、许半龙的《中国方剂学概要》，讨论了方剂学的组成原理、意义、效力、制方与使用，以及处方和煎服法等问题。这类文章在《中医世界》中刊出约百余篇，其中有些文章结合了现代药理学的内容，是中药现代化研究的实际成果。

5. 疫病专论

上海这样一个大型城市，在中国近代是一个明星式的存在，但由于人口的大量聚集，而相应的卫生意识和设施都还不完善，导致时常暴发疫情，民国医刊包括中医刊物都对这些疫病非常关注。《中医世界》刊出的相关文章计七十六篇，如凌禹声的《霍乱平议》讨论了霍乱的病原与种类、症状与治法等。严苍山的《时疫痉病之经验谈》对痉证的病因、病状与治法。江长春的《鼠疫临诊集》详细论述鼠疫的病名、病因、预防、症状、治法，并附临床验案三十四例，对鼠疫的阐发不可谓不详实。李健颐的《鼠疫二一解毒汤之研究》则介绍了作者历经十余年实验，二十一次修改的"二一解毒汤"，对摸索实践的过程详细记录，比之一般文章的概括性论述而言，具有极大可信度，可谓早期实验记录的模板。

余如张仁锡的《斑疹新论》、商智的《论疟母宜兼外治》、陆晋笙的《记治温疹内陷验案》、张治河的《今岁霍乱病理谈》、顾寿白的《与春偕来的传染病——麻疹》、盛心如的《痧疹之初起与已出时期》、熊济川的《论温病历程及进化趋势》等。这些文章都论述详细，层次清晰，足以拿来做教科书。对后世研究民国时期疫病的发生发展及治疗研究都具有极其重要的参考价值。

6. 特载与译注

主要是日本汉医名著选登，牛山香月启益的《药笼本草》、黄本然与刘泌子的《近世牛痘学》、许乐泉的《喉科白腐要旨》、吴秉璋的《本草歌诀》、丹波元简的《救急选方》、陈绍熙译《日本汉医案新译》、独啸庵的《吐方考》、Arthur Swain 的《中国医学》、杨忠信翻译的《日本白井光太郎之姜桂谈》。这些文章篇幅巨大，甚者上百页，是研究日本汉方医学家学术思想难得的材料，也为研究日本明治维新前后，同样在东西方医学交流状况下，日本汉方医界的动态提供了详实的资料，具有巨大的文献价值。期刊还特载了《秦氏同门集》，刊登秦伯未学生的文集。

7. 讲义

该刊陆续刊登部分各科讲义，以方便读者学习，也给秦伯未招收遥从弟子打了个软广告。如《各科讲义一斑》，涉及内科、儿科、生理学、妇科学、诊断学、药物学等，这些讲义很多都成为中国医学院的授课讲义。除了秦伯未的讲义外，还刊载了许敬舆的《中国幼科学》、沈治邦的《痰饮概论》等。这些讲义是中医教育摸着石头过河的有益探索，为后世中医教育的逐步完善提供了很好的经验，也是研究近代中医教育形成的重要资料。

8. 校勘与考证

中医经典的文献校勘与考证，是中医发展上千年来一直从事而未曾中断的工作。古代，人们只有当一部巨著完工后才可以查其正误，而到了近代，利用杂志和报刊的渠道，将这些成果及时公布出来，方便人们及时对这些校勘考证工作进行评价，加速了中医学术研究的步伐。在《中医世界》中，刊登了秦又安的《〈伤寒论〉校勘记》《"三部九候"正误》《〈内经〉"东方生风……"之今释》、沈仲圭的《"十一藏取决于胆"新诠》、曹奚年的《〈素问〉"泣"字释义》，这些文章的理论深度都居业界前列，至今都极有价值。

9. 评论

身处医学碰撞、时代交替的漩涡，《中医世界》也无法置身事外，它刊登的评论类文章，针砭时弊，其笔锋犀利，直中要害。如顾惕生在《中医科学化之商兑》中评论"废止中医案"提案："真可谓医耻等于国耻，而用不能忘也。"批判所谓"中医当科学化"乃"善打官话者"放弃激进手段，而采用缓慢征服中医之策。对于西方的药物与方法，他认为应当结合临床实践检验以吸收，取长补短。

赵子才的《中西医治传染病之比观》通过比较中西医治疗传染病，总结出"中密于法而西密于理"[①]，并引用香港中西医考试的案例和孙中山"行易知难"的观点，证明中医虽不明其理但善其术的合理性。秦伯未的《中央国医馆之自亡政策》与周岐隐的《对于〈统一病名意见书〉之平议》对废除中医病名，统一病名的做法称为是"削足适履""国医自亡"的政策。

对于中医的整理，傅汝文撰文道"不容非驴非马之邪说混杂其间"[②]，他对当时医界"厌旧迷新，既无中医真正之理论，又乏临诊处方之经验，贸然以改进中医自任，创邪说以迷惑青年"的情况痛心疾首。主笔秦伯未见此文后亦引发共鸣，同感中医或将不毁于西医而毁于中医之手了[③]。秦伯未在《中医文化运动》中批评中医经验秘不相传，并恃其经验不思进取，封闭自守的弊端。付建初的"文化强盛以致中医强盛"[④]的观点在那个时刻以科学化来提升改造中医的时代里显得非常独到。他认识到，要想使挽救中医的颓势，首先应该提升中医药文化的水平。只有广大民众具有了文化自信，才能避免被"欧化"，或者被所谓"科学化"，从根本上提升中医药地位。从今天的角度来看，这是非常具有前瞻

① 赵子才.中西医治传染病之比观［J］.中医世界，1932，4（20）：1～4.
② 傅汝文.整理中医学术［J］.中医世界，1932，4（20）：23.
③ 秦伯未.诊余杂感［J］.中医世界，1932，4（20）：23.
④ 付建初.《中医世界》在文化运动中所负之使命.［J］中医世界，1936，10（3）：3～4.

性的，也算是中医药文化思想的早期萌芽。

钱深山在《世界各国之医生统计》中，通过列举各国医生在人群中比例，指出中国医药事业落后的实际情况，提出通过"设立学校，造就人才"的方式，迅速改变中国的医疗卫生窘境。陈存仁在《全世界注意中国医药记》中描述了世界各国对于中医的态度，如美国来华采购中药、德国加紧研究中药、日本偷译中药巨著、法国热衷研究针灸，这些西方列强都对中医表示极大热情，与此形成鲜明对比的，国内反倒欲灭中医于朝夕。这种奇怪的状况，让人反思。

黄其琮的《整理中国医籍刍议》对古籍整理的机构、人员，以及医籍中的疾病、诊断、方药、病案等各方面提出了十条建议，并且不排斥现代医学成果在医籍整理中的参考作用。与假大空的口号式文章不同，作者的这些意见涉及了医籍整理的很多细节，体现了作者对这一领域的精熟程度。

对于发展中医的人才队伍，何霜梅在《整理国医之人才问题》中提出："其一为精通西医且服膺中医者，第二为中医之优秀人才且富进取之精神者，其三为最近的未来之新国医学者及外人之研究中医者。"[1] 究其核心思想为，中医所依仗的人才应当具有笃信中医，具有现代医学的基本素质，且有志于中医事业者。文章对由西医人士来研究和发展中医提出了质疑。

《中医世界》评论类文章有100余篇，字字珠玑，是唤醒中医界、团结医界各团体的有力声音，为挽救深处危难中的中医，探求中医复兴发展道路提供了方略。有些意见虽然目前看值得商榷，未必全对，但后来的历史进程正在逐步检验他们。现在重要的不是这些观点的对错，重要的是观点碰撞的过程。

10. 诗词、图画及照片

该刊中刊发了许多名医的真迹，这些图片多刊印在每期的第一页，其内容并非都与医学相关的作品，更多是抒情明志，格调清新之作。可见编辑人员的格调高雅，品性简却。（图44～图48）

① 何霜梅 整理国医之人才问题［J］. 中医世界，1930，2（2）：60～63.

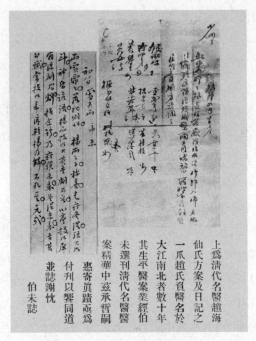

上为清代名医赵海
仙氏方案及日记之
一爪赵氏觅医名于
大江南北者数十年
其生平医案业经伯
未选刊清代名医医
案精华中兹承哲嗣
惠寄真蹟亟为
付刊以飨同道
并志谢忱
　　　伯未志

图44　清代名医赵海仙真迹
（中医世界，1930，1（6）：1.）

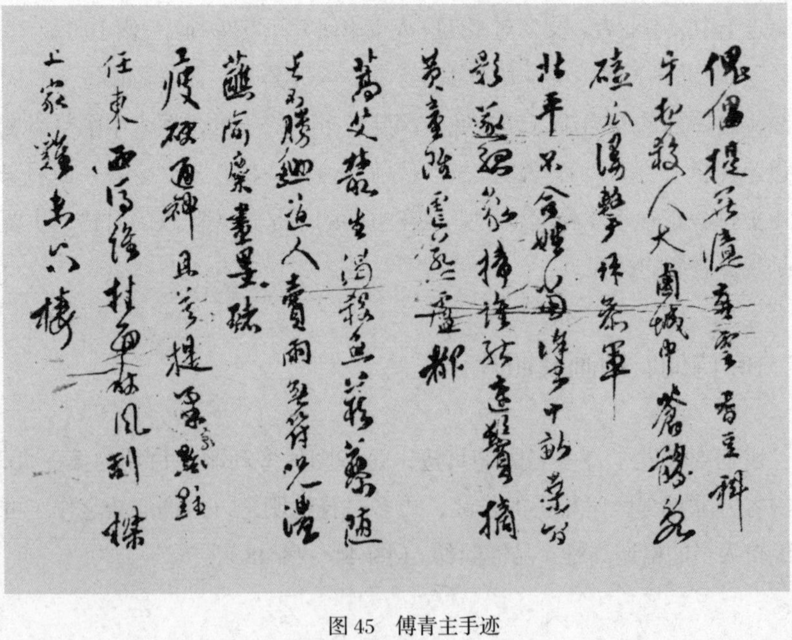

图45　傅青主手迹
（中医世界，1931，3（16）：1.）

《中医世界》的文章重学术性与思想性，鸿文巨篇举目皆是。该刊在理论与临床上都具有较高水平，在"废止中医"的辩论中做出了重要贡献。南京特别市中医公会常务委员赞扬该刊"应时而兴，阐扬经旨""惠普医林""保存国粹、精益求精"。迨至《新中医世界》出版之时，其宗旨中有一条"广中医学术于世界"，不能不说受到秦氏《中医世界》的影响。

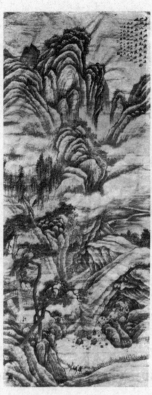

图46　秦伯未山水立轴
（中医世界，2（9）：1.）

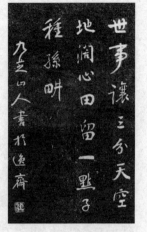

图47　夏应堂遗墨
（中医世界，1937，12（5）.）

借用《中医世界》编辑自己的话："凡学说之本于经验者，其言多可味。否则虽口辩滔滔，天花乱坠，考其结果，于实际一无所补，徒乱人之志意而已。尤以医学为一种实学，必于经验中求其发展，庶切于实用也。"① 《中医世界》正是以踏踏实实的问学之心，实现其"化中国医为世界医"的理想。在民国众多中医药类期刊中，这是值得特别关注的一本。

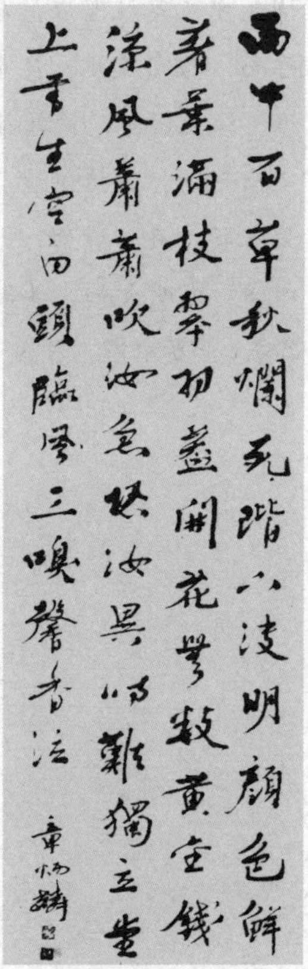

────────

① 中医世界编辑部．编者小言［J］．中医世界，1929，1（4）：1.

图48　章太炎近墨
（中医世界，1932，4（22）：1.）

刊文辑录

《中医世界祝词》

我国医学，载籍纷披。《神农本草》，先植其基。天生神圣，诞出轩岐，关怀民瘼，《灵》《素》编奇。越人秉此，演为《难》辞。迨汉仲景，圣道斯集，《伤寒》《金匮》，万古昭垂，历代贤哲，奉兹弗疲，著书充栋，仁术无遗。后之学者，渐次追维，行远自迩，登高自卑，藩篱已入，堂室是窥。造福人类，幸孰逾兹。奈操此业，流品有差，学未深造，徒恃毛皮，害人匪浅，居心亦亏。泰西医学，专务诈欺，自诩科学，术亦已而。与言及此，良足以悲。愿吾同道，其各三思，责重司命，咎将属谁。海上医界，挽救及时，设局提倡，谁曰不宜。古今名著，集中专司，又出刊物，宣传是资。秦方诸子，医林导师，名家撰述，遄迹风驰，发聋振聩，有口皆碑，一篇在手，欣然忘饥。盼我同道，团结弗离，探讨旧学，发明大知，共同奋斗，事大有为。一言记取，努力行之，《中医世界》，世界中医，望风遥祝，谨献芜词。

吴正谟

辛辣中医的医学路

——《自强医刊》

《自强医刊》

清末以来，"自强"，一直是中国社会中被人们使用的高频词汇，从梁启超的"少年强则中国强"起，"强国当先强种"的思想已经深入到大众的内心中。从右侧这幅字中，就可以看出，即使是杜月笙这样起于草根，胸中笔墨不多的黑道人物，"强种"的思想也已然引发共鸣（图49）。

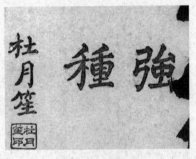

图49　杜月笙题字
（自强医刊，1929（1）：3.）

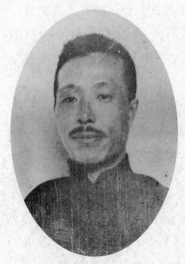

图50　祝味菊（1884—1951）

甫至上海的祝味菊也一直在思考这个问题。经过一年的蛰伏，他结识了一大批沪上中医界名士，并开始正式进入上海医界，亮出招牌，开业行医。虽然是西医出身，留日一年，当过多年军医，但中医是祖业，且家中中医经典书籍不少，可谓"幼承庭训"，因此他仍然从事中医的临床。祝氏用药极有特色，善用辛烈的附子，与江浙医派的清轻凉润的风格迥异。由于效果甚佳，一时声名鹊起，被后世誉为近代"火神派"代表人物（图50）。

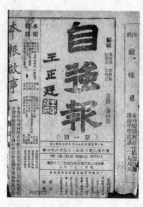

图 51 《自强报》之一

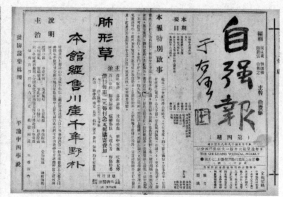

图 52 《自强报》之二

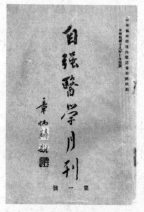

图 53 《自强医学月刊》

1929 年 10 月祝味菊联合陆渊雷、徐衡之、刘泗桥等组建上海自强医刊社，编辑并出版《自强报》（图 51、图 52）、《自强医学月刊》（图 53），总务徐庚和，编辑沈济苍。任职时，徐庚和刚从上海国医学院第一届毕业，而沈济苍则正在该校二年级就读（图 54）。

该刊 1931 年 10 月停刊，现存 25 期，大 32 开，月刊，属于医学刊物。开办第一年，除署名《自强医学月刊》外，尚有《自强报》，第二年始，正式署名《自强医学月刊》。后由国医学院第二届毕业生唐景韩（1930 年第七期起）接手主编，并更名为《自强医刊》（图 55）。

从办刊人员和创刊停刊时间看，该刊带有浓厚的上海国医学院的印记。

该刊的内容板块设计主要有评论及社论类、学术研究类、药物类、译注及专著类。

1. 评论

主要包括"评坛"和"社论"。探讨国医国药的改革、中医学术整

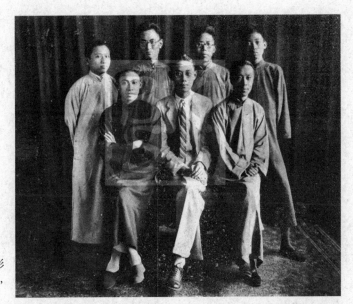

图54 职员合影
［自强医学月刊，
1929（1）：1.］

理、中西医比较及中西医抗争等问题。在
对中医学改良的倾向上，偏于主张西化。
对中医的阴阳五行等学说进行针对性分析，
直言这些传统理论是中医的弊端。熊耀庭在
《对中西医药说几句话》[①] 进一步指出中医
"学术无系统无组织，各家说法不同，无一
定的研究讨论的标准"，理论研究"闭关自
守"。学尚师傅，而疏于学校创设，"中药
也没有西药的精确和精炼"等问题。主张
中医应当发挥治病的经验优势，学理与经
验并重，理论与实验并重，开设国医馆、

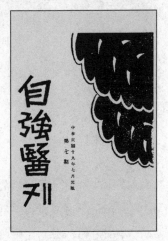

图55 《自强医刊》

医校以推动中医药的发展。当然，这本期刊也没有一边倒批评中医药，
如杨继孙在《中西医学平议》[②] 中反驳了"中医不科学"的言论，列举
中医古代的解剖及外科手术等事例，指出中医也有值得借鉴之处，中
西医理论上有相通之处，各有优劣，二者相结合才是医学发展的正途。

---

① 熊耀庭. 对中西医药说几句话［J］. 自强医学月刊，1930，9（9）：1.
② 杨继孙. 中西医平议［J］. 自强医学月刊，1930，3（6）：3.

辛辣中医的医学路

言及中医学术的研究方向,时逸人的《整理国医学术之主张》①及赵锡庠的《要用治史方法整理中国医药》②从保护传承中医的角度认为,国医学术庞杂,书籍多且乱,亟须整理,去伪存真,最好聘请各地有经验的名医对古书进行笺注整理,这是与当时用现代科学改造中医思潮完全不同的路径。

2. 学术研究

主要包括"学术"和"研究"两个栏目。刊发了一些医家的学术思想,内容涉及中西医学理研究的最新情况,尤其注重引用西医生理、病理知识分析解释中医学理中模糊不清之处。一些文章则注重运用中西医理论结合的方式来探讨中医病证的命名、原因、症状、诊断和治疗。此外,许多文章侧重临床治病,详细记述治疗过程中的辨证论治,通过介绍西医解剖、生理、病理等科学知识,纠正以往一些错误的观念和对有争议的治验进行讨论。期刊也载有对中医基础理论和经典著作一些问题的最新研究阐发的文章。这些文章的学术性色彩浓厚,对今天的中医科研和临床实践有一定启发作用。

3. 药物

该刊对中药研究也非常重视,特设"药物"专栏,从首期开始几乎每期都有此栏目,刊载了章次公、沈仲圭、杨华亭、许小士等医家的文章,涉及中药有附子、黄连、半夏、常山、乌头、山茱萸、石斛等,为临床提供了丰富的药物研究材料。期刊侧重于对于单味药物的详细介绍,从药物在中医理论中的性味主治、用量禁忌、古代文献记载,到现代科属分类及现代应用研究等,既立足于传统又致力于近世科学化研究,为现在的中药开发提供了标准的路径。

---

① 时逸人. 整理国医学术之主张 [J]. 自强医学月刊, 1931, 8 (18): 1.
② 赵锡庠. 要用治史方法整理中国医药 [J]. 自强医学月刊, 1931, 10 (20): 10.

4. 译注及专著

如果说西学东渐成为近代医学发展的主要特点，那么中日医学的交流是这股发展潮流中重要的组成部分。日本的医学对于与中医一脉相承的汉方医药的研究也成为国人思考中医未来发展的参考。因此，该刊专门刊出了日本医家撰写的文章，如汤本求真的《皇汉医学》、石原保秀《和汉药处方》、渡边熙的《惊风》《阴阳》《主证治疗学》《霉毒之新排毒素疗法》、多佐芳久的《日本医学的过去及将来》。其中汤本求真的《皇汉医学》由刘泗桥翻译，但是，由于刘泗桥因车祸意外身故，自 1930 年第七期之后由华实孚继续翻译。

翻看现存的《自强医刊》，虽然谈不上制作精良，文字优美，内容丰富，但有以下几点让人印象深刻。

1. 针砭时弊

主编祝味菊提出"医报之真精神"应当为"一则革新学说，阐发真理；二则灌输常识，以强种族"[①]。对于当时医界纷纷办报出现的问题，他表现出极大的愤慨，他指出时下医刊"非翻印古书，即抄袭陈言，非表彰医案，即诡言欺人……藉报纸以出风头，借广告而敛金钱"。这个具有鲁迅先生一样犀利眼神的医者，看透了医界与报界的纷乱，直陈痛处。

期刊创办以来，以"发扬医药真理，平论中西学说，普及卫生常识，促进民众康强"为宗旨。敢于揭露中医界的腐败，"假借保存国粹之名，发行刊物，侈谈五行运气，默守陈言，倒行逆施，莫此为甚。甚至托言提倡，招收函授生徒，藉以敛钱者，更属医林之败类"。

一篇作者署名为"医魂"的文章《为中医前途一哭》[②]，该文描述了全国医药总会第二次代表大会中的场景，对会上的奇怪场面进行了描写，指责会议的选举有"曹锟贿选"之嫌，甚至对中国医学院及秦伯未点名批评，个种缘由不详。

① 祝味菊. 医报之精神 [J]. 自强医刊，1929（7）：4.
② 医魂. 为中医前途一哭 [J]. 自强医刊，1929（3）：9.

2. 学术重讨论

文章重讨论，曾刊出《华实孚先生致本报书》对期刊曾经刊出的一些观点提出异议，其中包括章次公、陆渊雷等，这几位都是该报的核心人物，足见该刊对待学术的宽大胸怀。随后刊出《答华实孚先生书》及《董燮舟先生致本报书》，对前文涉及的学术问题反复讨论，其语言诚恳而谦恭。这种往来探讨专注学术问题，而无人身诘难的良好学术氛围在当时甚为复杂的中医学术圈内实为难得。

3. 难于免"俗"

虽然刊物的编辑者对别的刊物有多种非议[①]，如聘请名医委员之类抬高身价，在《自强报》中其实也有大量的社会名流、党国要人的题词题字（图 56～图 60）。虽然被鄙夷，但是将这些字刊印出来，对我们后世

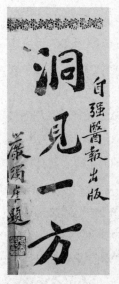
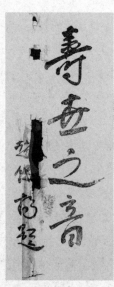
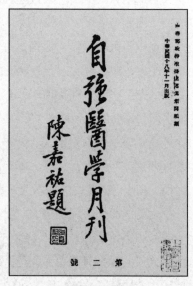

图 56　严独鹤题字　　　图 57　名人题字　　　图 58　陈嘉祐题字

---

① 编者.宣言［N］.自强报，1929，14：5.

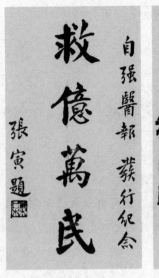
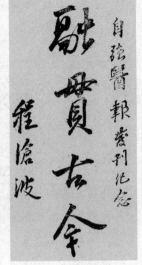

图 59　张寅题字　　　　图 60　程沧波题字

的人来说，也不算一桩坏事。该刊在 1930 年创刊第二年期起，封面改彩页印刷，逐渐增加版画内容，这些也不能算注水充版面的行为。特别自1932 年起，刊中文章署名都采用作者签名的方式，给后世研究医家文稿提供笔迹佐证，也提高了刊物的史料价值。

其他如刊登书籍广告以及医疗门诊广告等，都在刊物中有不少。在中医举步维艰的年代里，这样的行为也属无奈。该刊提出问题所在已属不易，后人苛责不来了。

《自强医刊》宣传医学常识，阐明医学理论，成为研究近代医药学发展的重要史料来源。同时为我国今后医药学领域奠定基础，起到指导借鉴作用。虽不属于大报之列，但创刊一年，销量已达三千余份。除了有足够的信息量之外，其评论文章直白易懂，辛辣讽刺，轻松诙谐，也可能是吸引读者的一个原因。可惜的是，或许运气欠佳，刊物发行的中后期，合作的民有印书馆被查封、顺泰印务局火灾等意外事故，导致出版常不能按期，且文稿散失，排版印刷错误增多，实为遗憾。

祝味菊，这样一位善用附子的辛辣中医，联合陆渊雷、徐衡之等一班同样"辛辣"的医界清流，在中医最危亡的时刻，用"辛辣"的文字，践行自己的理想之路，在上海闯荡自己的一片天空，合着他们创办的《自强医刊》一起，给人印象深刻。

刊文辑录

《宣言》

看官请了，凡是一种刊物出版，总得有篇大吹大擂的文字，不是序跋，便是宣言。说的无非是本刊物好到无以复加，天下万国的男女老幼，人人应当买来读，最好每人买他一二十份。就像吾们的贵同行医药界里，出的报章杂志也着实不少。说起几位编辑先生的头衔来，或是学识经验一时无两的名医，或是某某医学会的执行委员。你想学识经验一时无两的名医，当然放个屁也有价值。执行委员又是青天白日底下最尊贵的东西，社会上信仰名医崇拜委员的人很多，自然情情愿愿掏腰包作成他买卖。一方面偶然逢场作戏，惹着些遗精白浊，自然按着那刊物上的地址，去请教那个名医或是委员了。但是那些刊物出到如今，多谢他，看官们已磨炼得目光如炬，像这样自己吹嘘的玩意儿，料也哄骗不得了。本报只好打开天窗说亮话，把吾们肚肠角里的实情，一一报告于看官们。

其一，中西医的争论，近日彼此对骂，在医界里闹得烟舞气涨。中医的学说，原原本本在几部医书上头，西医界里中文通顺的人，都可以看得懂。西医的学说，却都是些外国文字，那些鹅行鸭步的老中医，简直是无从问津。就有几部译本，也因为堆满了科学名词，噜里噜嗦，与中医的头脑有些格不相入。因此之故，西医骂中医的地方，多少总爬着些痛疮，中医骂西医的地方，却多半是隔靴搔痒。这一来，中医就不免相形见绌。吾们一班撰稿编辑的人，神差鬼使，挤在中医队里，论起入主出奴的常例来，也应当替中医摇旗呐喊的张张声势。可是天赋吾们的是非之心，还没有泯没净尽，遇到中医学说有不合理的地方，吾们就自动的爬梳划伐，不待西医来庖代。遇到西医学说有可取的地方，也自动的吸收采取，不待西医来灌输。可是西医欺侮中医的地方，吾们也不肯让步，寻根究底的反驳，好叫西医知道"莫谓秦无人"。

其二，中医界里有好些报纸，抄书的抄书，杜撰的杜撰，甚至于登载秽亵文字，迎合污浊社会的心理。在办报的人还说是替中医张旗鼓，其实丢尽了中医的丑啦。吾们这《自强报》，遇到这种文字，便不管他是名医是委员，老实不客气，就要着实教训他一番。办报的人，常苦找不到好题目，做不出好文字，如今那种荒谬医报越多，吾们的题目越好，便不愁没有材料。不过过于不堪的文字，吾们也等之自郐以下，不值得去驳他。在这里还要附带声明一句，我们的辩驳攻击，全是学术问题，不是对人问题，也没什么意气。国中高明不少，如蒙将敝报辩驳，而且辩驳得有价值，吾们非但不生气，还要低首下心，牺牲成见，择善而从呢。

其三，吾们读书治病，偶有心得，若是没人说过，而又可以说得显明易懂的，也间或在本报上发表。海内硕彦有把这种稿件惠登者，经审查认可，一律登出，请求读者读君批评。

其四，灌输些医药常识，当然是医报应尽责任，若说读了医报，就可以自己治病，那就不免欺人之谈了。看官们若还不信，请看医报上登的遗精白浊方子，何啻数十百首，照方子自己医好遗精白浊的，能有几人？还有一层，幸亏遗精白浊是慢性病，轻易不会有性命关系。那些方子也是忠厚药，吃了虽不对，也不会闹乱子。若是医报上胡乱登了急性病的治法，比较猛烈些的药方，要是冒冒失失抄来吃了，包管有人枉送性命。本报未尝不想推广销路，有时也登些百无禁忌的药方。不过"万病自疗"等耸人听闻的话，却被良心监督住了，不敢狂吹，为的是不忍把人家性命去推广报纸的销路。谨告大众，读医报的好处，不过略为知道些病情的险夷，用药的门道，若是当真害了病，还得请医生诊治，千万不可以自作聪明，向医书医报上抄了药方乱吃。这也算是本报开宗明义的一种忠告。

以上四条是本报的宗旨，这篇文字也算是本报的宣言⋯⋯

民国的"黄帝岐伯对曰"

——《中医指导录》

《中医指导录》

1930 年 6 月，《中医指导录》（图 61）创刊于上海，该刊为月刊，每年一卷，每期 30 页左右，32 开，1936 年停刊，共计刊出六卷 72 期，共出版 6 年，其中第 6 卷第 72 期与《中医世界》合刊出版。只要订购任意一种，另一种刊即赠送。

《中医指导录》是中医书局同时期刊印的三大期刊之一，另外为《中医世界》《家庭医学杂志》。与这两份不同，《中医指导录》是一份定位于函授学员的期刊，以中医知识传递与交流为举办目的。

《中医指导录》每一期篇幅相对

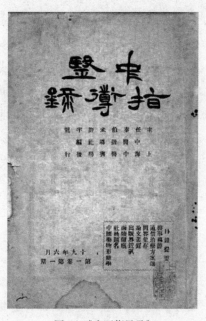

图 61 《中医指导录》

较小，内容精炼，先后有"专载""通信治疗方案选""问答汇存""论文丛录""医界珍闻""社友题名""函牍留痕""医药答问""集思录""医林诗录""杂俎"等栏目。栏目的设置也不完全固定，会视情况变更。同一内容栏目，名称并不固定，如新闻类栏目先后有"医药要闻""医讯""医林近讯"等。但"医药问答"类栏目则一直保留。根据刊出文章的类型，该期刊主要包含以下几个板块。

1. 专载

此栏目主要连载医学专著，有时也不加"专载"栏名。在六年中，该栏目共刊登秦伯未所著《医事导游》《各科研究法》《〈内经〉病机十九条之研究》《群经大旨》《金匮杂记》《中国药物形态学》《病机提要》等共十二种著作。每期一般选登其中两种，置于期刊的前后位置，偶尔也有出入。

2. 通信治疗方案选

此栏目选刊各地有关疾病问题的一些咨询，由中医指导社给予回答。这些回答都很有实际操作性。类似于现在的寻医问药，所不同的是，提问者可能是各地的临床中医师，或者其他具有一定中医学基础知识的人士。问题一般为症状描写，并附早期无效的治疗方案及效果，具有请求会诊的意思。这种形式解决了各地读者最为关切的实际问题，获得了很好的社会效果。美中不足的是，该刊没有对这些问答进行后续跟踪报道，无从验证其回答是否有效。对于民国时期的通讯和社会状况而言，这实在是瑕不掩瑜，可以理解。

3. 问答汇存

与"通信治疗方案选"一样，该栏目也是问答形式，但与前者区别在于内容上，这个栏目的话题主要不涉及疾病的具体诊疗问题，而是关于一些医学理论概念如关于阴阳与现代科学的关系，某些药物的功效、什么注本医书的版本最佳等，涉及话题非常广泛，但有一点是应该注意的，即提问的人通常对基本医学知识有一定认识，而非这个行业的白丁。

4. 论文丛录

也称为"医药论文"，这个栏目主要刊载一些短小的医药论文，其内容有记录某一病证经验的，也有梳理传统学术的，也有对专书进行研究的。如果说《中医指导录》是一个函授教育的平台，那么这一板块的内容则属于函授的教材了。它由中医指导社主动编写，而非应函授学员要求提供的内容。这一栏目的文章有胡安邦的《外感咳嗽概论》、秦伯未的《〈难经〉之研究》和《类证释惑》、秦又安的《经济戒烟效方》、余慎初的《饮证病理之研究与治疗》。这一栏目的文章是整本期刊中学术性最强的内容。

5. 集思录

对于一时无法回答的读者问题，期刊另开辟"集思录"一栏，公开征求答复。通常在前一期提出问题，而在后一期将从读者投稿中获得的答案公之于众，以接受检验。如果没有获得令人满意的答案，则将该问题存而不论。这种谦虚而务实的治学态度获得了读者的尊重，同时将读者拉进问题讨论中来，也引发其参与期刊编辑的兴趣。这种公开征求问题解答的模式特别类似于时下某些著名网络平台（百度、知乎、维基百科），但受制于那个年代的技术水平，这种很具创意的模式只能在小范围内存在，严重影响了获得答案的效率，因此，这一板块并没有成为该期刊的固定栏目，而是根据实际需要来设定。

6. 医界珍闻

又被称为"医林近讯""医讯"，这一栏目多刊载医界的最新讯息或者相关法规，类似于时讯类栏目。如刊出过《上海第七届中医登记开始审查》《改进国医函》《国药输出锐减、外药输入反增》《东瀛汉医之近况》等。

7. 医林诗录

这一板块的设立，是秦氏风格的具体体现。从秦伯未主编的《中医世界》来看，刊出自己或者别的医家的原创诗词书画，是编者调节读者情绪、提升期刊品味的重要手段，这在别的中医药类期刊中也是不常见的。栏目中收录了包括秦伯未、胡锡铨等人的作品。其中秦伯未的诗书画，样样俱佳，给人深刻印象。

《中医指导录》与民国时期的其他期刊相比，规模并不大，出版时间也一般，但却是特点非常鲜明的一本期刊。他采用函授的形式，刊发于接受函授的学员群体中，收取学员会费，赠阅本刊，具有内部刊物的性质。刊出的内容一方面由指导社指定，一方面由读者提供，具有信息交互的现代媒体形式。文章的形式采用一问一答方式，言简意赅，有《内经》黄帝岐伯之风。但这些问题不止于实际临床应用方面，也有涉及医学理论，甚至社会文化等方面，解决了很多读者的疑惑，也体现《中医指导录》的立刊目的。稍早以"指导"为名的中医期刊尚有《医药指导录》，但没有以函授为目标，也没有采取问答解惑的方式来发展与读者的交流，因此也不能与本刊归于一类。《中医指导录》由于能够吸引住社员加入，获得稳定的读者群。从其公布的首期学员名单来看，66名社员广布全国，远达四川、北京、福建、广东，行业多样，并非局限医界，或学，或商，或政，或居家。其经营状况良好，刊物不需要刊出太多广告，直至最终取消广告，这在民国期刊中也是极为少见的。

刊文辑录

《医学问答》

问：前清医政，请示大概。（冯明君）

答：前清太医院设院使、院判。院使汉人一人，左、右院判汉人各一人，掌医之政，率其属以供医事。御医以下等官：御医十有五人，吏目三十人，医士四十人，医员三十人，俱汉人额，掌九科之法以治疾，分班待直，给事宫中者曰宫值，给事外廷者曰六直。

问：明季有医学官生，其制何如？（冯明君）

答：各府州县，就世业子弟，设医学官生。由医学提举司，按时改校，遇太医院医士医生及本处医官有缺，报送选用。其征至京者，礼部会同考试，高等入御药房，次入太医院，下者遣还。

问：十三科历代有出入，请示知。（冯明君）

答：元分大方脉杂医科、小方脉科、风科、产科、眼科、口齿科兼咽喉科、正骨科兼金疮科、疮肿科、针灸科、祝由书禁科。明分大方脉、小方脉、妇人、疮疡、针灸、口齿、接骨、伤寒、咽喉、金镞、按摩、祝由。

问：妇人两乳下垂甚长，疼痛异常，有何验方（张尹达君）

答：用当归、川芎等分，烧烟熏之，久自痛止上缩。

问：程明祐何人？有何著述行世？祈详细示知。（王华严君）

答：程明祐，子良吉，号严泉，皖歙人。幼好读玩理，后攻医。尝曰：人皆知补，而不知泻之为补；知泻之为泻，而不知补之为泻。阴阳迭用，刚柔互体。故补血以益荣，非顺气则血凝；补气以助卫，非活血则气滞。盖脾为中州，水火交济，而后能生万物，真妙论也。著述未见。

问：家严年六十七，得失眠症。养血安神化痰等药百治不效，当用何方？（刘守明君）

答：戴元礼治此症，有用六君子汤加炒枣仁、炙黄芪而愈者。令尊之恙，想由高年阳衰所致，不妨试服。

问：噎膈之末期，症象如何？又此症有否特效方？（刘守明君）

答：口吐白沫，粪如羊屎，脉弦数紧涩，为火炽津枯，必死。若特效方剂，有津枯血瘀等等之分，未便泛指。

问：何谓交肠？（刘守明君）

答：大小便易位而出也。或因醉饱，或因大怒，遂使脏气乘乱，不循常道，法当宣吐以开其气，使阑门清利，得司泌别之职，宜五苓散、调气散各一钱，加阿胶末一钱，汤调服。

问：红藤善治肠痈，不知系何药，功效究竟何如？（黄响真君）

答：红藤不见《本草》，想系民间单方之一，《纲目》于省藤下载有别名红藤之说。苦平无毒，治诸风，通五淋，杀虫，不知即此物否。

问：中医有无医典，可稽查一切疑窦？（黄养真君）

答：商务印书馆有《中国医学大辞典》，仿《辞源》编辑。但采录虽富，遗漏仍多。

问：请示五运六气历年司天在泉之义。（黄养真君）

答：司天者，天气之得令而在上，足以制秽气者。在泉者，与司天相对待，气之伏藏于地中者，详见《素问·五常政大论》及《六元正纪大论》。

[中医指导录，1936，7（1）：9～11.]

医学牛犊与大时代

——《光华医药杂志》

《光华医药杂志》

前文提及过由学校主办的中医药类期刊，这些期刊多数影响力都较小，读者集中于学校师生。本辑介绍的期刊，可以说也起于中医药院校，而且也是由在校学生所发起，但影响力已经大大超越学校刊物，甚至超越当时所有中医药类期刊。这本期刊就是《光华医药杂志》（图62）。

提及"光华"，中国医学院第一届毕业生在校期间曾组织"光华医社"，并刊发《医光》杂志。遗憾的是，这个学生刊发的期刊只坚持了两期即停刊。时隔五年，即1933年，该校第五届学生重拾"光华"衣钵，组织"光华医药杂志社"。很难有确切证据说明两者有传承上的关系，但都来自中国医学院学生之手是确定的。这本期刊没有重复前辈的失败，而是创造了前辈无法企及的辉煌。

该刊1933年11月15日创刊于上海，月刊，每月十五日出版，属于医药卫生刊物。由朱殿编辑，首任社长余济民为发行人，1934年朱殿毕业后，继续由低一年级同学徐恺接任主编，聘请唐吉父任社长、盛心如任总务主任，唐、盛二人均在中国医学

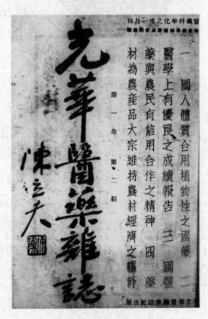

图62 《光华医药杂志》

院任教。历任编辑有任天石、徐恺、邹云翔、周柳亭、丁济民、张锡君等。社址为上海北山西路棣隆里九号与北京路 830 弄 30 号，1935 年 9 月迁往宝山路口颐福里 69 号，1936 年 11 月社又迁至上海四马路西中和里 7 号 2 开间石库门。1937 年 8 月，因淞沪会战被迫停刊。

一本成功的期刊依靠的是一支稳定且业务精熟的专业队伍，但这本期刊的举办团队似乎并没有如此耀眼。参与这本期刊运作的核心人员有十几人，他们都有不同的背景，以下简单介绍其中的骨干。

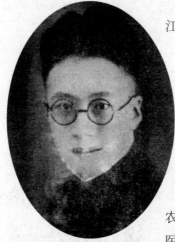

图 63　朱殿

朱殿，又名朱云达，1912 年生，江苏江阴人（图 63）。曾组织农村医药改进社。九一八事变发生后，上海高校组织学联会，朱殿代表中国医学院出任该会文书股主任，其人"办事精敏，冠诸侪辈"，在中国医学院成立的廿三级卫生行政研究会中以最高票当选为会长，该会为该年级学生组成的课余研究会。曾著《建设三千个农村医院》①一文，首创医药到农村去的思想。痛论农村医药的饥荒与城市医药膨胀所造成的种种罪恶，反复申说中国医学合乎中国民族性的理由，铁面无私地批评西药不合用于中国民族性，纠正了中医界各派别思想的错误观念，立场不偏不私，还探讨了国医界的未来。该刊社长余济民挑选主编时，因其无派系背景，且有组织能力，选为主编，时年 21 岁，在中国医学院读三年级。

唐吉父（1903—1986），字桔庐，号吉甫，浙江湖州人（图 64）。1919 年师从湖州名医朱古愚，1924 年来沪行医，1937 年 2 月作为国医界总代表向国民党三中全会面呈请愿书，1949 年前，曾在中国医学院及新中国医学院任教。其中医学术造诣颇深，熔众家之长于一炉，积 60 余年的临床经验，形成自己妇科特长。任该社社长时 29 岁。

① 朱殿.建设三千个农村医院 [M].上海：农村医药改进社，1934.

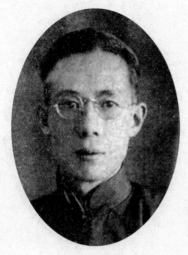

图 64　唐吉父

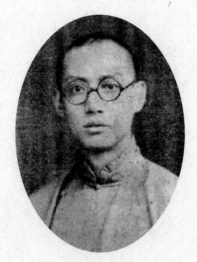

图 65　盛心如

盛心如（1897—1954），字守恩，别号兰陵酒徒，江苏武进人（图65）。好古文诗词，工余攻读医籍，先后投于张涵广、薛文元门下，是近代中医教育的开拓者。曾任中国医学院教务长、方剂学教授，亲自编写《方剂学讲义》《妇科学讲义》，并在中国国医大学、上海国医专修馆、新中国医学院等校任教，同时担任中医科学研究社主任，在《光华医药杂志》中担任总务主任时 36 岁，并一直担任到该刊停刊。刊物解散后担任《国医砥柱》撰述主任。

徐恺，曾就读于上海中国医学院，1934 年7 月就任《光华医药杂志》总编辑，1936 年4 月辞职，与谢利恒、盛心如等创立中医科学研究社，并任该社总务主任兼编辑主任。1937 年发起成立"中国本位医学建设协会"。

任天石（1913—1948），原名任启生，江苏常熟人（图66）。1930 年就已经加入中国共产党，1931 年考入中国医学院，是中国医学院第 6 届毕业生，毕业后离开杂志社，回到家乡筹建抗日武装，先后担任常

图 66　任天石

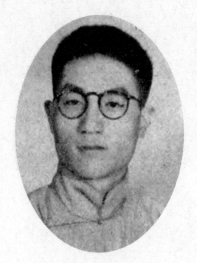

图 67　邱治中

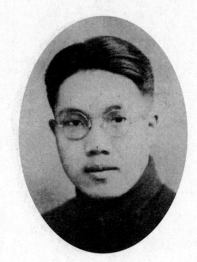

图 68　张锡君

熟人民抗日自卫队司令、中共常熟县委书记、县长、中共路东中心县委书记等职务，1947年因叛徒出卖被俘，1948年被害于南京雨花台。沪剧《芦荡火种》中乔扮走方郎中的县委书记陈天民就是以任天石为原型之一塑造的。他1934年8月应主编徐恺之邀，出任《光华医药杂志》编辑，时年21岁。

邱治中，上海人（图67）。肄业于上海中国医学院，师从唐吉父，除了任光华医药杂志社编辑外，还兼任该社《青年健康杂志》总务主任，后又担任《中医世界》编委、《卫生教育月刊》编辑主任。

张锡君（1913—1999），江苏无锡人（图68）。中医世家出身，1930年毕业于无锡国学专门学院。17岁即开业行医，1936年毕业于江苏省立医政学院。著名中医内科及儿科学家，曾任中国针灸学讲习所教务长、中央国医馆名誉理事，后因战事，避居南京、汉口、重庆等地，创办中医救护医院、中医施诊所等，最后扎根于重庆。参与该刊编辑工作时22岁。

沈宗吴，江苏吴江人（图69）。早期跟师舜湖王氏，学习外科，1931年秋进入上海国医学院，后转学至上海中国医学院，是该校第五届毕业生，毕业后留校担任外科教员。担任本刊编辑时，刚毕业2年。

邹云翔（1898—1988），江苏无锡人（图70）。1916年毕业于省立第

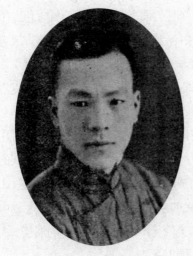

图 69 沈宗昊

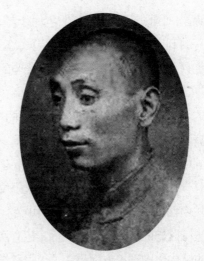

图 70 邹云翔

三师范学校，从事中小学教育工作，1925 年拜孟河费伯雄高徒刘莲荪为师，1929 年学成归里，开业行医。1935 年，应上海中医协会理事长丁仲英之聘，担任《光华医药杂志》编辑，负责"评论""医药研究""调查""通讯网""读者信箱"栏目。加入该社时已经 37 岁，在一群年轻人中，属于年龄很大的。抗战时随中医救伤医院内迁武汉、重庆，战后返回无锡开业。1949 年后筹建江苏省中医院及南京中医学院，是中央保健委员会医师，我国中医肾病学泰斗。

不难看出，这是一支以年轻人为主的编辑队伍，除了个别人员超过三十岁，绝大多数人员是 20 岁刚出头的年纪，而且是在校学生。这些人在之后也为中医药的发展作出了巨大贡献。这样的队伍朝气蓬勃，《光华医药杂志》如他们的缔造者一般，给阴霾密布的民国中医界带来一丝希望。为什么这样评价这本期刊？

首先，从期刊的内容上来分析，《光华医药杂志》以振兴固有医药，促进科学化为宗旨。其办刊目的为：改进国医，发扬固有文化，普及大众人民福利，促成健全民族；振兴国药，救济农村经济，抵制西洋药品侵略，赖以富裕民生。[1] 创办者希望"在自觉之改造与不断的努力下，求

---

① 编者.封面［J］.光华医药杂志, 1933, 1（1）: 1.

谋全国国医药界共同奋斗之大团结"。① 其封面书"中国医药科学化之唯一月刊",将其医学理想公之于众。刊中设置"医案""医话""验方"等栏目,收录全国各地医家临床经验的文章,如曹颖甫的《经方实验录》②等,也连载诸多医家的论著,之后又推动结集出版相关专著,如吴克潜的《生理卫生学讲义》③、盛心如的《实用方剂学》④、袁秀岳的《中国杂病学大纲》⑤。同时,还刊登翻译一些日文的医学著作,如廖温仁的《中国中世医学史》⑥、渡边熙的《和汉医学真髓》⑦。此外,该刊对中医药的科学化进行了深刻的思考,如李子仪的《中医科学化之途径》⑧,通过比较中西医学的发展过程提出中医科学化的 4 条路径,这些思想在之后中央国医馆的工作被具体执行。还有沈宗吴的《中国医学科学化的展望》⑨也从中医的理论方面思考了中医科学化的问题。

《光华医药杂志》对医政实事的点评与关注及时而辛辣,刊中设置"小言论"和"评论"等栏目,多由主编或热心读者撰文。如朱殿的《焦易堂不算愚笨》⑩《改组中央国医馆》⑪《请愿失败后的重要工作》⑫等,这些文章语言犀利,但又不恶意攻击。因为余济民在创刊之初就定下选稿原则"消极批评类似攻击自身之文字,一律屏绝"。⑬ 所以,该刊的评论类文章中立公允,在读者中获得相当支持度。

《光华医药杂志》封面题"中国医药与民族民生之连锁",在其内容上获得实在体现。她注重对民国时期社会的真实再现,特别是其"医药调查"栏目颇具特色,它刊登了大量的具有调查报告性质的文章,对全国各地的医药卫生状况进行报道,总计有河北(定县、武清、禹州)、河

① 余济民.余济民郑重启示 [J].光华医药杂志, 1933, 1 (1): 1.
② 曹颖甫.经方实验录 [J].光华医药杂志, 1936, 3 (6, 9, 11, 12).
③ 吴克潜.生理卫生学讲义 [J].光华医药杂志, 1933, 1 (1, 2); 1934, 1 (3, 4); 1934, 2 (1, 2); 1935, 2 (3).
④ 盛心如.实用方剂学 [J]光华医药杂志, 1934, 1 (2~5, 8, 11, 12); 2 (1~2); 1935, 2 (3).
⑤ 袁秀岳.中国杂病学大纲 [J].光华医药杂志, 1934, 1 (3~5, 7, 9).
⑥ 廖温仁.中国中世医学史 [J].光华医药杂志, 1934, 1 (8, 10).
⑦ 渡边熙.和汉医学真髓续集 [J].光华医药杂志, 1934, 1 (8~9, 11).
⑧ 李子仪.中医科学化之途径 [J].光华医药杂志, 1935, 2 (5): 9~10.
⑨ 沈宗吴.中国医学科学化的展望 [J].光华医药杂志, 1933, 1 (2): 8~9.
⑩ 朱殿.焦易堂不算愚笨 [J].光华医药杂志, 1933, 1 (1): 2~3.
⑪ 朱殿.改组中央国医馆 [J].光华医药杂志, 1933, 1 (2): 2~3.
⑫ 朱殿.请愿失败后的重要工作 [J].光华医药杂志, 1933, 1 (4): 1~2.
⑬ 余济民.余济民郑重启事 [J].光华医药杂志, 1933, 1 (1): 1.

南（郑州、商城）、浙江（杭州、象山）、江苏（武进、常熟、无锡、太仓、阜宁）、福建（福州、泉州、晋江）、山东（莒县、东阿）、北京、上海、重庆、宜昌等三十多地。如李景汉的《河北定县医药状况调查》[①]、顾寿椿的《上海产科医院的黑幕》[②]等。

这些报告涉及广泛，有记录医疗机构和团体的，如史俊卿的《长江沿岸医生秘密组织》[③]、王缉光的《北平国医药界大小团体之概况调查》[④]；有涉及中药产业发展状况的，如郑合成的《北方最大之国药市场安国县调查》[⑤]、南洋记者的《南洋槟城中国药材业调查》[⑥]；有反映农村医疗状况的，如杨则徐的《常熟沙洲农村医况素描》[⑦]；有对地方病的调查，如许济弘的《无锡农村之特殊病》[⑧]、谭活水的《南洋马来亚地方病之特殊情形》[⑨]。

还有反映中医药从业人员的生存状况的文章，如柳一萍的《上海行医的几种法门》[⑩]、任天石的《常熟行医的门槛》[⑪]等，这类文章描述了在上海、南京、九江、常熟、武汉等地方如何行医，社会环境与医疗活动的关系，医生如何与患者打交道的问题等。话题非常具体而且贴近生活，杂志将这些文章单列于"开业要诀"栏目中，这在同时期的其他期刊中都非常少见。

还有一些记录国内中医教育机构动向的文章，对湖北国医学院、中国医学院、上海中医学院、浙江兰溪中医学院、广东光汉中医专校、华北国医学院、北平国医学院、浙江中医学院等四十多所中医教育机构的情况和动向进行追踪。

由于以上这类文章多能真实体现各地医药行业的状况，无形中增加

① 李景汉.河北定县医药状况调查［J］.光华医药杂志，1933，1（1）：51～52.
② 顾寿椿.上海产科医院的黑幕［J］.光华医药杂志，1934，1（4）：28～31.
③ 史俊卿.长江沿岸医生秘密组织［J］.光华医药杂志，1933，1（1）：47.
④ 王缉光.北平国医药界大小团体之概况调查［J］.光华医药杂志，1934，1（7）.
⑤ 郑合成.北方最大之国药市场安国县调查［J］.光华医药杂志，1934，1（2～4，7～8，10～12）；2（2，3）.
⑥ 南洋记者.南洋槟城中国药材业调查［J］.光华医药杂志，1934，1（8）：43～44.
⑦ 杨则徐.常熟沙洲农村医况素描［J］.光华医药杂志，1933，1（1）：52～53；（2）：42～43.
⑧ 许济弘.无锡农村之特殊病［J］.光华医药杂志，1933，1（3）：45～48.
⑨ 谭活水.南洋马来亚地方病之特殊情形［J］.光华医药杂志，1934，1（5）：35～37.
⑩ 柳一萍.上海行医的几种法门［J］.光华医药杂志，1933，1（1）：40～42.
⑪ 任天石.常熟行医的门槛［J］.光华医药杂志，1933，1（2）：34～35.

了文章的可读性，吸引到读者的关注，也是期刊能够成功举办的重要原因。同时，这些文章也成为研究民国社会医疗的重要历史文献。

其次，从刊物的舆论引导作用看，《光华医药杂志》注重引导中医界参与社会政治活动。在1936年的国大代表选举过程中，该刊呼吁中西医平等参政权。1936年11月出版的《光华医药杂志》刊登了《上海市国医公会为国大代表选举不平等之呼声》，1937年7月又刊登了丁仲英的《国大代表候选人公开竞选之意义》、盛心如的《国医代表各分社同仁一致拥护总社长之我见》等文章，为选战造势。在国大代表选举中，丁仲英以《光华医药杂志》为阵地，呼吁中医界积极参与竞选，以实现中医界在政治上的突破。

再次，从办刊的模式上来看，该刊从一开始就采用"开门办刊"的开放性办刊模式，期刊先后成立了读者服务部、读者指导部、通讯问事部三个部门来满足读者的不同需求。办刊者与来自社会各界的读者保持书信交流，多次举办征文活动，讨论中医事业发展问题，同时刊登各分社社长和热心读者照片及简介，以达到交流人员信息的作用。让读者在办刊的过程中有参与感，也为研究民国时期各地医学人物提供线索。杂志社还在全国各地开办分社，其分社至1936年底已经达到300多处，遍布海内外。给予发展订户工作成绩突出的人员经济上的奖励；广泛招纳各地记者，做到"某地有读者之订阅，即有记者之投稿"[①]，根据能力及贡献将其分为甲乙丙丁种及实习记者，并给予相应待遇；对于表现良好的个人及机构，发放奖章并登报致谢。

最后，从期刊的影响力来看，《光华医药杂志》各方投稿踊跃，在每一期的杂志社启事中都公布来稿的数量，据不完全统计，办刊四年来，《光华医药杂志》刊登的文章4 600余篇，发文量远超大部分中医药类期刊。其投稿的作者达上百位，而同时期的其他中医药期刊，通常由几位核心作者苦苦支撑。该刊主要的撰稿人有魏萱、顾子静、叶橘泉、章次公、郑凤石、姜佐景、薛定华、叶劲秋、郑合成、钱公玄、黄星楼、吴克潜、萧俊逸等。这些人物中，有中医界的泰斗，也有医界后学。投稿有来自总社的文章，也有来自各地的基层作品。多元化的来稿，带来的

① 石稣樑. 光华医药杂志社与个人之渊源［J］. 光华医药杂志，1936，4（1）：18～19.

是更多的关注，以及更多的销量。发行第一期即"打破国医出版界之最高纪录"，后期发行量愈万，及至最后一月订户亦猛增 2 457 份。大量的稿源带来的是，准时的出版，自创刊以来，该刊一直按期出版，而且篇幅从最初的 60 多页，稳定增加至近百页。这与其他中医药类期刊反复延宕出版，篇幅长短不一的情形形成鲜明对比。该刊出版经费最初为自筹，但不久即做到自给自足。

无疑，这是民国期间非常成功的一份中医药期刊，她因"评论锐利，学说新颖，新闻敏捷，出版准期"而广受欢迎。她是近代上海医学界的重要报刊，也是今天研究近代医学史和社会生活史的重要史料来源。分析其成功的原因，主要有以下几点。

首先，经营有方。在创刊前两年，社长余济民已有两年的资金准备，可谓准备充分。主办者还开办光华医学书局、《青年健康半月刊》及永庆制药社以实现多种经营，维持报社正常运转。

其次，编者用心。编辑人员多来自在校学生，或者刚毕业不久的年轻人，干事有热情，没有过多诊务和其他社会事务干扰，人员队伍相对稳定，能够专心于报纸的编辑工作。

再次，各方努力。主办方在全国各地大量开设分社，设置合理的奖励规则，并在期刊中公开表彰各分社及热心读者，以调动读者积极性，保证期刊销量。

另外，获得要人支持。先后为刊物题写过刊名的有陈立夫、焦易堂、于右任、林森、陈郁，这些要么是民国政府中的实权人物，要么是中医界的当权派。有传言该刊受"中委"要人资金支持[1]，尽管朱殿刊文辟谣，仍然让人怀疑受到陈立夫、陈果夫、焦易堂的资金支持。除了获得当权派的私下肯定外，光华医药杂志社受到官方的公开认可与支持（图 71）。具有半官方性质的中央国医馆发批文要求各地分馆订阅支持，这一举措类似于半个红头文件，因此各地方中医药团体踊跃订阅该刊。

回到本辑的标题，民国的那一段历史，中医药形势非常凶险，如本

---

[1] 朱殿. 朱殿紧要启事 [J]. 光华医药杂志，1934，1（4）.

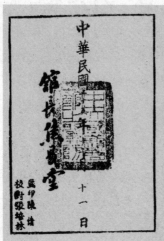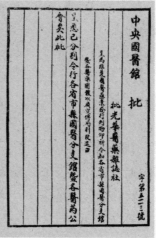

图71 官方批文
[光华医药杂志,
1937, 4（8）: 4.]

书其他中医药期刊所描述的那样，社会舆论对中医药的生存不利，政府也几欲灭之而后快。用狄更斯的话说，"这是一个最坏的时代"。但"这也是一个最好的时代"，没有别的时代所带给的枷锁，在中医界，像《光华医学杂志》这样，年轻的中医人，有机会登上历史舞台，他们并没有因为自己是新人而退缩，他们如初生之牛犊，在属于自己的大时代里，充分施展自己的才华!

刊文辑录

《中医科学化之途径》

世界一切的事业，都挟着万能的科学前进，医药为维护人们的健康幸福的工具，自然亦逃不了时代的要求。故16世纪视为神圣的"治疗医学"，最近已趋于"上工治未病"的预防医学途径。是不仅治疗已病为能事，并须预防于未病，使人人得享健康的幸福，这是现代世界医学上所要求唯一的鹄的。所以西洋科学医学，就如同疯狂似的受时代接受。

顺时者存，逆时者亡。我们的医学，自亦不能例外。但是中医究竟有没有一顾的价值? 在未实施整理之前，我们应把他检讨一下。我们知道中医在中古时代，已曾兴盛一时，与西洋当时风、火、水、土"四元素"的学说，发明还要较早。无如，国人传统思想的劣根性太深，把古人的著作视为神圣不可侵犯，连一字一句亦不敢加以怀疑，相沿"食古不化"的成见，致演成畸形于发展的变态，已被科学的巨轮碾成时代上一种废弃的遗产物，真是多么痛心呢！？

我们再看西洋医学，在上古迷信时期的鬼神学说，至西历纪元前六〇〇年歇氏、葛氏先后降世时，即将鬼神学说，一变为哲学医学；再降至一六七五年司丹汉氏出后，又推翻歇、葛二氏的"四元素学说"，而创实际的医学，造成今日所谓神圣的科学医的基础，这也或许是西人个性创造力的伟大，不似中国人犯了妄自夸大的尊古心理的毛病吧！？

陈立夫先生在本院演讲，谓："拘泥信古的人们，一味保守，不知利用世界新方法去探究，以为古所云者无不是，外所来者无不非，此种心理一日不打破，即中医一日不能显扬于世，这是我可以斩钉截铁般的武断他一下。"由此观之，现想光大我们的医药，必须迎头赶上探取科学方法，把所奉为"金科玉律"的文献，激底地整理，免遭时代的"开倒车"自取灭亡的危险啊！

现在把我对于国医科学化的管见，不揣鄙陋的写在下面，请医界巨公，加以讨论，以确定我们医学的应取的途径，实事求是地以底于成，这是本篇文字的一点希望！

（甲）整理系统工作

（一）学理

中医学理，本建在理论的哲学上面，究泛不切实际，这是不可否认的。但整理并非换汤不换药的形式上做功夫，须以科学为原则，以哲学为范围，检讨近乎科学的则诠释之沟通之；反是，则淘汰之屏弃之，集中思想，确定医学基础。

（二）科系

学理既定，次则审订科系，查国医文献，好似粪堆的拉杂笼统，没有具体的科系，亦乃我国文学上最大的一件憾事！应将各科分成专科，每科再厘订一贯系统，次则文字亦应通俗。

（三）统一病名

中央国医馆现已着手此种工作，将来不难实现。如什么鬼疟、鬼偷肉等迷信名称，应力避为宜。每一病名再确定单纯的病症、变症、类症、预后等项，则病症较易认识，方剂效能亦可厘定，深望我贤明的国医馆诸公一注意焉。

（四）分析药物成分

中药多系植物，只重气味，忽略成分，制药一节，非似西医医药均分专科，医科则分基础学临床学，药科则分药师调剂师，以专责成，视医药同等重要。而我国医反将治病生力军的药物，假手于毫无医学常识的学徒出身的人们，只知牟利，不知制炮化验为何事，草根树皮简陋不堪，这是医学上不可讳言的最大致命伤。故今后欲振兴国医，首宜培养专门医药人才，分析各药主要成分及化验古方有效方剂，去其糟粕抽其精华，或为酒剂、水剂、液剂、油剂、浸剂、粉剂、注射剂等，并须脚踏实地用动物试验，以证明某药治某病的价值和功效及标准计量，以穷其效。同时调味药亦甚重要，免却患者起"良药苦口"的厌恶心理的流弊。药学既明，医学自有蒸蒸日上之机，同时漏卮亦可杜塞，民族文明亦可阐扬，此诚挽救国医药物当前危亡最严重之问题。

（乙）结论

以上所说皆中医科学化应走之途径，事繁责重，非中西医界通力合作，不足以收事半功倍之效。陈立夫先生又云："未来的新医学必然是中医和西医的化生物。"证此可断言之。作者只得翘首希望中西医界诸前辈，从此打破界限，实力合作，以实现我们新兴的医学，努力！！努力！！

于江苏省立医政学院

李子仪

［光华医药杂志，1935，2（5）：9～10.］

战地黄花分外香

——《新中医刊》

《新中医刊》

对民国社会文化感兴趣的人会很容易发现，尽管社会一直处在混乱之中，但总的趋势是逐步趋向正规，期刊的出版也是逐年增加，到1937年达到顶峰，但是突然爆发的抗日战争，让这一切戛然而止，能够在战争中坚持下来的，寥寥无几。于中医类期刊而言，更是寥若星辰。本节我们将讲述《新中医刊》的故事，并以此向那段历史中的中医人致敬！

1937年8月，日军大举进攻上海，三个月后上海沦陷，社会动荡，社团活动中止、学校萎缩、报刊停办。大量难民涌入租界区，寻求国际保护，这其中就有部分中医名流。虽身处危境，但他们不忍心中医事业因此而辍止，为此酝酿创办一本中医期刊，以便能继续开展中医学术交流。

1938年9月，由新中国医学院院长朱小南（图72）出资创立《新中医刊》（图73），并担任社长。回忆这一过程，朱小南讲道："本社同仁，鉴于非常时期中医界精神食粮之贫乏，影响于中医之复兴，至为钜大。爰特筹措经费，编行本刊，于抗战一年后二十七年九月，开始逐月与世人相见。自惭内容简陋，未免贻笑大方，但当中医期刊寥落之际，亦不无令人有空谷足音之想。"①

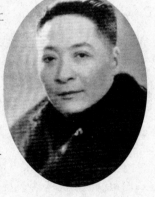

图72　朱小南

① 朱小南. 本刊两周纪念 [J]. 新中医刊, 1940, 3（1）: 4.

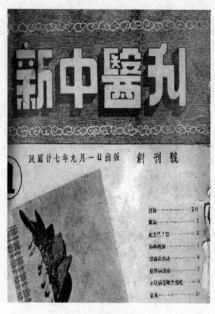

图 73 《新中医刊》

创刊时编辑主任由朱沫担任，后改为编辑，不设主任，由朱中德、茅济棠担任。1939 年编辑易人为朱中德、佘蔚南。由新中医出版社编辑并出版，为月刊。其中第 7 期到第 12 期为半月刊。大 32 开，现存三卷，计 34 期。

《新中医刊》编辑部最初地址在上海王家沙花园路 19 号，后改至上海法租界李梅路 76 号，最后在上海爱文义路 809 弄 31 号。代售处由起初的校经山房增加到之后本埠的五洲书报社、中国图书公司、中医书局、文德书局和外埠的香港世界书局，后期由于种种缘由，由文德书局退出代售，增加了千顷堂书局。

提及《新中医刊》的开办，离不开新中国医学院的支持，这所中医院校是民国时期颇具影响力的中医药院校，由朱小南的父亲朱南山 1935 年 11 月创办，而朱南山的次子朱鹤皋曾代表上海国医公会接管上海中国医学院，由于与国医公会就中国医学院办学的问题出现分歧，朱鹤皋离开中国医学院，协助父兄创办新中国医学院。它在招生学费上低于老中国医学院，师资上吸收了已被解散的原上海国医学院的主要教师，两校形成事实上的竞争。新中国医学院以"研究中国历代医学技术，融化新知，养成国医专门人材，增进民族健康"为办校宗旨，相较于上海地区的其他几所中医学校，该校较多接受现代医学内容，以倾向中西汇通而著称。学校配置了较完备的理化试验室，附属医院也配有血尿检查等现代医学设备。

有关《新中医刊》的方针和宗旨，根据其创刊号《创刊献词》、包天白的讲演《读医座谈》及第二期社论《火焰集》可归纳为三条：① 用科学头脑，整理国医学术；② 博采合理学说，融合中西特长；③ 负责任，能努力。

该刊的内容特色为：中西医兼容，以吸收西医的精华，发扬我国医药为主旨。其内容包括西医诊断理论及相关药理研究，新中医治疗经验、临床报告与药物分析，并介绍近代医学文献。新中国医学院的教授以此为学术园地和开展学术交流的窗口，常在此刊发表论文。其常设栏目有"论著""药物方剂""疾病发挥""特稿""专著""消息"等。有时为及时反映热点或者重要议题特开设专刊，如"国医节专刊""国药专号"。

《新中医刊》汇聚了一批著名的作者群体，主要有章次公、朱小南、钱公玄、程绍典、卫聚贤、茅济棠、蒋文芳、朱沫、朱中德、金少陵、祝味菊、盛心如、吴青尘、荣质文、沈宗吴、章巨膺、佘蔚南、张易安等。曾刊载《谈谈感冒》《大麻风》《糖尿病》《百日咳》《神医》《新中医进取之途径》《中国医药所受印度的影响》《古代方土对本草的影响》《中国兽医学史》（朱中德）等文章。

《新中医刊》所发表的文章以临床和医药为主，其文章特点就在于呈现了中医和西医结合的萌芽"在一篇文章里交集出现"。例如徐蔚霖《前人对于脏器之观念》（第1卷第6期）。这篇文章分别从西医、中医的角度讲述各自概念上的五脏和生理功能，又一一对应两者的共鸣处即交集部分。

关注中医的未来，是那时期每一本中医药期刊的主题。该刊认为："中医将同上古美索不达米亚（Mesopotamia）、埃及、希腊同罗马，或是中古时拜占庭（Byzantium）、亚拉伯、西邦（Abendland）的医学一样，将溶化成一种没有西医也没有中医的世界医学。正如许多江河合流到大海一样的自然。这不是'灭亡'，却是光荣的'新生'呢。"[1] 它认为中医药必然和历史上其他文明的传统医学一样，走向与主流医学融合。我们要做的就是积极促进这种融合，而非悲观看成是"灭亡"。

除了学术类论文之外，《新中医刊》还及时发表一些新鲜的医界讯息，对于热点问题展开争鸣。有时以科学小品的形式，用风趣易懂的语言为大家普及医学知识，既开阔了读者的视野，又活跃了沉闷的学术界（图74、图75）。像葆鲁的《？》（第1卷第4期），通过老师和小孩儿的问答，用活泼易懂的语言讲述了消化系统各个部分的构成与功能。正是

① 新中医刊社.中医的将来［J］.新中医，1938，3：4～10.

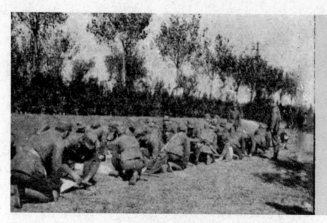

图 74　新中国医学院学生救护演习（一）
［中医世界，1936，11（3）.］

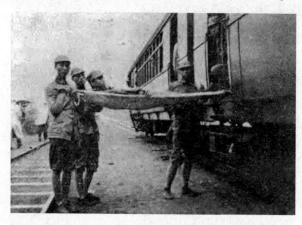

图 75　新中国医学院学生救护演习（二）
［中医世界，1936，11（3）.］

这些至今仍备受读者青睐的文章和这些作者的良苦用心，使得《新中医刊》有着自己特有的办刊风格和学术风格。

除了医学信息的宣传外，《新中医刊》还是一本具有社会责任感的期刊。时值抗战，社会动荡不安，民众各处逃难，经济萧条、疫病流行。社会中的各个阶层的生存状况都极其不堪，对于医生群体的生存状况，在这本期刊也有所描述："在民间没有好的医生，在战场上更缺乏。他们往哪里去了呢？在一家报纸找到了去处：受了国内外高级医学教育的大学博士们，带了谁也不清楚的祖传秘方的郎中大夫们，一群一群的，挤到比较安全的都市，尤其是孤岛似的上海，用各种的宣传方法，在兜揽生意，争夺饭碗。"

可见，在日军围城，租界成为唯一避风港的紧迫时局下，不论西医或是中医，都混杂于一处，相互激烈竞争。诸如此类的字眼都透露出当时社会的现状，为研究上海的发展史提供了宝贵历史资料。

该刊对这样的社会状况忧心忡忡。如1939年迎新年的第一篇"开篇词"写道：

> 呼声①
>
> 春天底晨光曦照，
> 大地怀孕滋生了有机的花草。
> 青年的心充满光耀——
> 新的年岁开始了。
>
> 有热情慈爱底信念，心里会燃着永生的火焰。
> 爱真理，去民间——
> 总是真实圣洁崇高的圣医。
>
> 贫穷人再受病的折磨，
> 仿佛被秋风摧残着颤抖的残叶。
> 绝望塞梗住他们咽喉……
> 咽下对制度的控诉和憎恶。
>
> 扶护病者……
> 他们也同样是兄弟姊妹，
> 狂热地迸出呼声——
> "爱人类吧，爱人类！"
> ……

国家的危亡，民众的凄苦，医疗的仁爱，对未来的期待，都通过这

---

① 新中医刊，1939，1（5）：2～3.

首诗歌呐喊出来。

至 1941 年 12 月太平洋战争爆发，日军进驻租界，物价飞涨，邮路中断，《新中医刊》日渐难以维持，最终停办。该刊创办虽仅三年，但在战时纷乱的时局中，仍然挑起中医大旗。依托新中国医学院的师资，以及租界区汇聚的中医界名士，得以有相对稳定的稿源。孤岛时期，其他中医类期刊纷纷停刊之时，它为中医界的交流提供了一个难得的平台。该刊问世之后，沉寂的上海中医出版界相继有《国医导报》《国药新声》《复兴中医》等刊物相继出版。

《新中医刊》的创办为新中国医学院引进了一股清新的空气。该刊的鼎盛时期曾远销南洋各国华侨聚集地，推广了祖国医学和新中国医学院的影响。可以这样说，身处纷乱的战地，《新中医刊》犹如一朵别样的鲜花，顽强生长，芬芳四溢，直到被狂风暴雨摧残的最后一刻，它是中医界战时的一面旗帜。

刊文辑录

《献词》

医学是崇高至上的科学。它不但是肉体的救护者，在灵魂上也是的——自然"佛洛特"Sigmund Freud、"阿特拉"Alfred Adler、"荣格"C.G. Jung、"克拉琪斯"Ludwig Klages 诸大家演进了变态心理学后，医生替代了牧师的工作。牧师所施予的，仅是阿片剂样暂时的麻醉，医生却根据了"本能原则"Instinctthcory 施行精神的分析，暗示……澈底地心理疗法。

医学的过程，都从哲学进展到科学。在西方古时牧师、魔术师、医师是三位一体的。"巴比伦"时信任疾病是"瘟神"的作祟。希腊的"恩比独克里"Empedocles 倡说了"四体液论"——说世界有四种原素"火、气、水、土"，人体也有"四种液体"，相同地有"热、寒、湿、燥"的变化，病患不果是它们失了平衡的缘故。在几十年前，欧美还常把精神病患者当作中了魔鬼看待。

我国的医学也有伟大的贡献，在纪元前数千年，"神农氏"尝百草，创始了本草史上光荣的纪录。上古时代已有了灸刺、慰引、按摩、砭石等包含了理学同电学的治疗。到汉朝，张仲景合理地应用了"协力作用" Ynergimus 的原理，开出了灿烂的"复方"之花。同时华佗也用"印度大麻"创设了外科的麻醉术。不过后来却陷落在玄妙的网里，把阴阳的消长、五行的生克，来解释医理。它在哲学上固是美妙完满哲理的循环，在医学上的价值，仅仅是一种"朦胧的象征"。就像一只飞虫，投进蜘蛛的窠，被富有胶质的丝密密困粘住，只好在重重束缚里喘息呻吟着。

可是古中国的本草，是丰满的宝藏。——从鹿茸里抽出了鹿角素，从人尿里也提出了刺戟素 2Pi-3-Oxyätioallocholanon，党参证明了对白血病的特效，它不但使过多的白血球减少，并且使红血球增加来维持营养。地黄也证实了同胰岛素 Insulin 有同样的效验——抑制血糖过多。

所以在过渡时代里要发掘这珍贵的宝藏，科学是最好的钥匙。我们固然不能忘怀古代宝贵的遗产，但更需要清楚澈底地接受新的演进同发明。

美国约翰赫普金大学教授，"西格里斯" Henrys-Sigerist 博士，曾经这样呼吁过："医生今天真好像站在十字路口，倘若再顽固的抱着旧时医学的各种思想而阻碍社会的进行，他会白费劳力而被弃的。如果他能了然于社会的需要，自愿加入新医学的各种思想里去服务，他的前途就很光明了。"

我们应该用殉道者样的精神，火一样的热情，献身去爱护那不幸的病人。用人类的智慧，清楚的头脑，虔诚地促进怀孕着一种新的生药医学的萌芽同生长。

演讲三章，小医刊的大格局

——《联谊医刊》

《联谊医刊》

在民国时期，中医界在遭受不公待遇后，抱团取暖的活动越来越多，这些活动一方面在政治上提出诉求，另一方面在学术上加强交流。前一类活动由于受到政府的控制而常常难以施展，后一种活动则由于缺乏监管而意外活跃起来。骂中医的敞开骂，保中医的则不遗余力保，中间改良路线的也认真捡拾着能为己所用的素材。各种立场的思想随着这种交流而碰撞，并不断产生新的观点。对中医的健康发展而言，这恰是一个难得的局面。

从现存的期刊资料来看，各类学术团体纷纷将办校、办报、学术演讲作为其主要的活动任务，而学术讲演则开创了中医学学术传播的新途径。公开演讲，对于内敛而封闭的国人性格而言，是一个不小的挑战，再加上中医学术的特殊性，这种形式则更是一种创举。虽然很多期刊都有关于学术演讲的介绍，但本期专门挑拣了《联谊医刊》这本不算太起眼的民国期刊来介绍，也是想通过小期刊里记录的演讲，来反映中医学术交流的大格局。

《联谊医刊》（图 76）于 1940 年 2 月在上海创刊，刊期不详，由联谊医

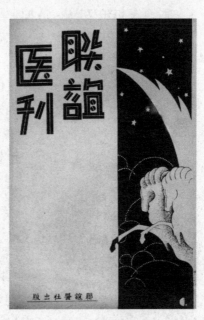

图 76 《联谊医刊》

社出版股出版，属于中医刊物。朱佐才、杨茂如编，地址为四马路395号（即现在的福州路）。刊中内容承余无言、吴克潜、唐思义、陈中权、张梦痕投稿，由顾青萍设计封面。书画刻章为张梦痕，经费由盛心如、余无言、周元庆赞助，广告由毛志方、杨茂如、周宗渔、管醒亚、朱佐才延揽。

期刊取名"联谊"，意为联合医界同仁之谊，医社邀请医学界同仁切磋交流，增进相互关系，不强求学术，但又以学术为最终目的。

本刊栏目有"论著""医经阐义""疾病研究""方剂发挥""小品""通讯录""演讲""杂说"等。该刊以"发扬合作精神，促进医界友谊，研究学术理论，发展中医药学"为宗旨。主要文章有杨茂如的《咳嗽病理浅说》、时逸人的《国医之前途》、严苍山的《浅谈脑膜炎》、余无言的《辟阴阳》、唐思义的《内经六气标本释义》等。

刊中"演讲"一栏，系联谊医社中组织学术演讲会，每月请沪上名医演讲。其内容当为该刊精华。现摘取三则，供读者品赏。

1. 时逸人的"国医之前途"

时逸人（图77）从个人的实际遭遇来谈中医所遇到的困难。从中国国情来讲，医药管理虽然进入政府体制中已千年，但其主要以太医院的形式出现，目标也主要为皇族及王公大臣服务，而民间的医药管理则尚未纳入政府体系之中。

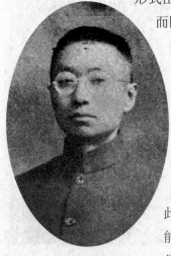

图77 时逸人

自西方思想涌入中国以来，在"强国强种"的思想指导下，社会医疗卫生事业也纳入政权的管理视野。但中国缺乏西方成功的医疗体系，占民间医疗主体的是中医药，而这部分又被贴上"不科学"的标签，亟欲消灭。在这种情况僵持不下，政府采取折中方法，欲成立"中央国医馆"。此组织非官方政权，但行使了政府的管理职能。尽管这个组织显得有点蹩脚，但这已经是中医界获得的最大成功。这其中的艰辛，通过民国中医期刊可见一斑。时逸人则以亲身经历来透露这其中的"内幕"。1938 年，时逸人由陈文虎介绍进入卫生署中医委员会，草拟中医教学规程，这一任务本来是中央政治会议决定的，但是在进入教育部之后，工作开展极其困难。由于中医教育的体系设置没有相关法律的硬性保障，加之一般人认为中医不科学而加以蔑视，在教育部系统内，管理层对中医教育事业相互推诿，虚与委蛇，且西医人士在教育系统内的竭力阻挠。导致所草拟的中医教育委员会和中药教育委员会章程均遭搁置。在教育部医学教育委员会，中医人士仅有中央国医馆馆长焦易堂及卫生署中医委员会主任委员陈郁，后经中医界力争，临时增加一人。相较于西医人士，中医人士数量极少，使得中医在教育委员会丧失发言权。

在成立中国医学教育社一事上，时逸人等已详细拟定了科目分配及课程标准等事宜，但最终教育部只公布了课目表，课程标准由于涉及中医书籍而不被公布。另外这一公布的课目表为迎合西化也做了相当修改。

对于中医的窘境，时逸人分析探讨了原因。他认为中医书籍缺点有三：① 地域性限制了中医师的活动范围，导致医生用药偏差不一，风格殊异；② 书籍视野狭隘，可参考的范围有限；③ 医书文学色彩太重，专门术语及假借名词太多，常"详列多歧式之原因，附以碰彩式之治法"，给人中国医学"不科学之诮"，也导致习医者学不以致用。即所谓"临证十年，世间无可读之书"。

为解决这些问题，时逸人提出"病理及症状，以西医为主，原因诊断治法，以中医为主，兼采西法，以资辅助"，对于中药，他主张应当实地调查，包括药理生化的研究，以及实际生产销售的经济状况，根据国情和需要来处理，这样方能革除中西门户之见。他强调做好中药的研究和生产对于中医学至关重要。

2. 秦伯未的"如何使用"

秦伯未（图 78）的文章谈到了如何将书本的知识落实到实际的处方用药当中，他从药和病两个方面分别叙述用药与辨证的关系。从药的角度看，药的功用虽然会相同，但其性能往往不同。他举石膏与麻黄的例子，说明熟悉

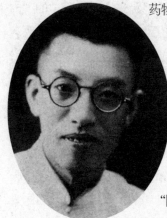

图78 秦伯未

药物之"性"与"能"的重要性。虽然都为退热药，但是二者"性"与"能"大为不同，作用机制也完全不同，乱用则"贻害无穷"。从病的角度看，判断为何病应当先确定"证"与"因"。他列举"痰饮"，当分析其成因及证型，处方相应不同，并非一句"以温药和之"而混淆，苓桂术甘汤、小青龙汤、肾气丸，这三方随证施用。因此，治病以"证"与"因"二者为目的，则"无不瘥者"。

"欲其'法'与'病'合，必明药之性能功效，故用药时，必先明其性能，诊病时必先识其因证，何种'病'应见何种'证'，应属何种'因'，使用何种方药，换言之，何种方药，能治何种病，适应何'因'与'证'，此种使用之法，皆赖诸位于今日如何读而知之耳。"这种分析表明中医的临床也因循严谨的逻辑，科学的论证，并非单纯凭经验用事。

3. 严苍山的"谈谈脑膜炎"

严苍山（图79）的报告将西医所谓"流行性脑脊髓膜炎"创造性地定名为"疫痉"，他针对1929年春上海暴发"脑膜炎"疫情，总结其症状为：头痛如劈，后脑尤甚，牙关紧，项强，角弓反张、两脚曲而不伸，呕恶目红，面赤身不甚热，脉象或浮，或涩，或沉细，必定带濡，舌苔薄腻而滑。当时西医以球菌血清治疗，并以脑脊液检测为主，疗效也不好。中医治法多样，有以肝风治以菊花、钩藤等；有以瘟毒治以清瘟败毒散、紫雪丹等；有以中风治以小续命汤；有以惊风治以羌活、独活等，意见不一，思想

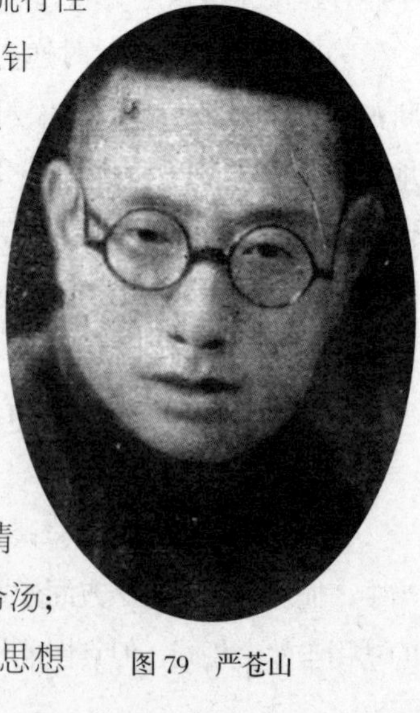

图79 严苍山

不统一，且效果不佳。他根据自身的实践总结出治疗方法为疏通表里、养阴增液、解疫，方用葛根汤合并玉枢丹。他的演讲将脑膜炎这一西医病种，用中医的理论，结合临床所见，逐一分析其病机，提出自己的简介，处方用药有理有法，对后世学者用中医思维开展临床研究提供了很好的思路。

以上三篇演讲，一篇涉及中医前途，一篇探讨诊病思路，一篇谈及时病临床，是三个非常具有代表性的议题。诚然在这本期刊中除此之外还有其他文章，但以这三篇文章为全刊开篇，不得不说刊物的编辑着心中有着更大的抱负。刊物的主办人朱佐才、杨茂如、毛志方、周宗渔、管醒亚，都是上海中医专科学校的同学，而余无言则是该校的创办者。这种由具有相同背景的人合作开办中医学校或期刊的情况，在民国中医发展的历史上很常见，也成为划分中医派系的一个线索。

该刊本为联谊医社内部刊物，分赠各社员及沪上医药各界，以引起国人对于国医之重视及研习兴趣。但因战事弥漫，以至于纸价飞涨，出版受挫。为筹措资金，刊物开始对外公开出售，每册五角。又启动购买期刊送张梦痕书画或小字一副或者刻章一枚。刊物维持一直艰难，一度难产。

该刊物从规模上看属于小刊物，具体刊行情况不详，目前仅见一期存世，但从其所宣称的，预组织医界各方公开探讨的目的而言，亦属于有大格局。但遗憾的是，战事与经济所限，使这一愿景未能实现。

刊文辑录

《前言》

目前，中医被一般受过科学洗礼者的轻视和唾弃。已成无可讳言的事实，可是站在中医本位体上的人们，作何感想呢？要知被人轻视和唾弃，必有其原因存在；我们要是情愿让中国医学就此无形的日趋于毁灭之途，便罢。假使认为中国医学，缺点虽有，但优点尚不少，而也还能解人疾痛的话，那么大家便应该起来，忠实的自检，群策群力，努力地振作一下，始可化险为夷，被人家由轻视而重视，由唾弃而敬仰。

医学不是私有品，医学也不是凭个人的才智可以进步，医学更不是墨守成法，可以自豪，时代的变迁，科学的演进，是无时或已的，那么为人解除疾痛，造成幸福的医学，怎能不追随时代合乎科学原理向前迈进呢？于是整个医学界的同志，携起手来，向同一目标奋步，当然是刻不容缓的事了。

本刊的发行，唯一的意旨，就是盼医界同道，本互助合作的精神，用集体大众的力量，公开研究，坦白讨论，促进医界友谊，共同挽救起这半身不遂的中华国粹，发扬光大！至于本刊以编者年轻识浅，内容的谫陋，自不待言，幸沪渎医林，群贤毕集，甚望能多多指教与提携，日后若常有新的贡献发现，也就不负抛砖引玉的深意了。

朱佐才

桃之夭夭，灼灼其华

——《中国女医》

《中国女医》

在中国数千年的医学史上，确有
其名的女性医者凤毛麟角，其中有相
当一部分可能只在传说和神话中出
现，仿佛医学是专属于男性的职业。
但在"五四"新思潮的影响之下，中
国的妇女解放运动真真切切地展开
了。它影响着中国最先接受教育的女
性群体，她们在各个行业突破性别的
枷锁，努力担当起过去男人担当的
责任。在民国上海的中医期刊之中，
就有这么一本女性创办的中医学杂
志——《中国女医》（图80）。

它的创办人钱宝华（图81），是
一位来自江苏武进名医的女性后人。

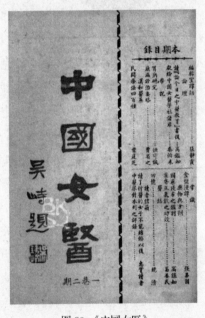

图80 《中国女医》

她热心中医事业，曾发起成立武进医药研究会、中国医道社，历任江苏
省医药联合会会员、中央国医馆名誉理事、江苏省国医分馆名誉理事兼
秘书、武进县政府中医检定委员等职。

钱宝华早前便提出了成立女医学社，发行女医月刊的设想，但由于
个人诊务繁忙和医药团体工作的牵制，直到"七七"事变避难上海之后，
才在广大中医同道的鼓励与帮助下，于民国二十八年（1939年）发起成

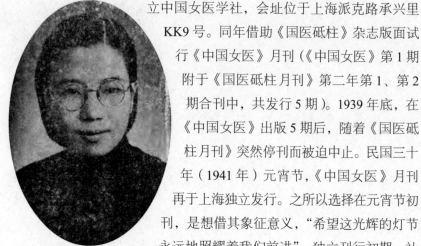

图 81　钱宝华

立中国女医学社，会址位于上海派克路承兴里 KK9 号。同年借助《国医砥柱》杂志版面试行《中国女医》月刊（《中国女医》第 1 期附于《国医砥柱月刊》第二年第 1、第 2 期合刊中，共发行 5 期）。1939 年底，在《中国女医》出版 5 期后，随着《国医砥柱月刊》突然停刊而被迫中止。民国三十年（1941 年）元宵节，《中国女医》月刊再于上海独立发行。之所以选择在元宵节初刊，是想借其象征意义，"希望这光辉的灯节永远地照耀着我们前进"。独立刊行初期，社址位于上海山海关路 15 弄 13 号，民国三十年（1941 年）七月社址搬至上海派克路承兴里 KK9 号。在这一时期，《中国女医》月刊开始完整起来，有独立的发行单位国医素书局和印刷单位民益印刷所。独立创刊期间的《中国女医》并非一帆风顺，由于"出版部同人事忙，印刷所又稽延付排，为赶凑期数起见，改为第 5、第 6 期合刊"，另由"多数读者未能照规定手续办理（如邮票代洋不打九折，或寄费未缴），不得不将刊物期数减少"。1941 年农历七月一日，《国医砥柱月刊》复刊，补刊了两年前《中国女医》第 5 期剩余的 6 篇文章，就此结束了与《中国女医》的合作关系。让人遗憾的是《中国女医》编辑部在迁入新址后只于农历七月十五日发行了第 7、第 8 期合刊后便销声匿迹了，停刊的真正原因外界无从知晓。在《中国女医》单行本发行三期之际，应《中国医药月刊》社社长董德懋先生的要求，拟于《中国医药月刊》第一卷第 11 期开始附于该刊发行《中国女医月刊华北版》，但只发表了一期就未再刊行。藉由其他刊物，到独立发行，再到改藉他人刊发，《中国女医》的办刊过程几经沉浮，足见女性独立运动仅仅处于起步，受时代的羁绊，仍然困难重重。

女医期刊的产生是时代发展的必然产物，是一定的社会土壤条件下培育出的新花。如果分析其中原因，起码应该有以下两个条件。

（1）首先是种子，具有中医思维的女医出现了，并且具有了一定的数量。近代女子接受教育的机会相较以往，已经大大增加。在其他的学科领域已经出现了女子的身影，男女同校和专门招收女子的女校也逐渐出现，中医学校招收女子就读也顺理成章了。现在所能见到的最早的关于女中医类的学校是 1905 年李平书、张竹君创办的上海女子中西医学院。该校办学宗旨是"在贯通中西各科医学，而专重女科，使女子之病，皆由女医诊治，通悃而达病情"。首批共招收四十名女生，兼修中、西医学。正科以五年为毕业之期，预科以六年为毕业之期。但是，上海女子中西医学校自 1909 年改为上海女子医学校后，渐渐西化。另一所女子中医学校是 1922 年末，由上海中医专门学校毕业的同学刘佐彤、秦伯未以及葛养民、唐吉父、叶指发等人拟办的中华女子医校。只可惜，中华女子医校仅在 1922 年的《申报》上看到筹备消息，而在 1923 年以后却再查不到有关它的线索了。比较正式的女子中医学校是 1925 年阴历七月，由丁甘仁、夏应堂等在长寿路创办的女子中医专门学校，首届学生 30 余人。整个中医教育模式的转变以及女性思想的开放促进了女中医群体的壮大，也改变了传统女医重实践轻理论的现象，提高了女中医的学术水平，培养了一批善于著述的女医家，这在一定程度上为《中国女医》的创刊与发展提供了人力与资源的保障。

（2）其次是期刊的多元化发展，是《中国女医》月刊产生的外部条件。20 世纪 30 年代，各种期刊大量出现，仅中医药类期刊就有 162 种，呈现明显爆发式增长。女性思想解放，女性接受教育程度的提高，催生了大量女性读者，与之对应的女性杂志必然应运而生。如《光华医药杂志》应各地女读者要求，于第 6 期"特出《女医专号》一期，作提倡女医事业之号召""作品全由女医者撰述"。《女医专号》文章均为女医之作。因此，《中国女医》从初期依附于《国医砥柱月刊》到独立办刊，也成为顺理成章的事情。

翻开这本女性医学杂志的开山之作，除医学之外，女性与社会，这些现在常见的医学期刊和女性期刊的元素是否都聚于一炉？其内容及取向紧紧抓住现代人的好奇心。

首先，对于一本医学期刊，学术水平是衡量其价值的重要指标。《中国女医》坚守中医学术交流的初衷，发表了一大批具有深厚理论功底的文章，如李冰妍《湿温病论治》体现作者辨证论治的思想；王志纯在《伤寒阳证易治阴证难治辨》表示阴证并非难治，是时下医生好用凉药，对阴证缺乏经验；张应春《小儿痧疹概论》强调小儿痧疹要辨证论治，"万不可泥于钱氏之论痧在清凉之法"；在《肺痿与肺痈》一文中，作者凌九云分析《金匮要略》原文，解读肺痿与肺痈证治不同。在涉及医学话题方面，对妇科病的研究最多，这些文章多源自作者的临证经验，是之成为一本女性医学杂志的重要特征。如《妇女病疗法各论》（魏新绿）、《白带病之研究》（谢斐予）、《乳病的病理和治疗》（蒋惠芬）、《女科经验谈》（葛养民）、《产后血崩之正当治疗》（范秀岩）、郑燕燕在《临产诸症论治》详述了各种难产病的治疗及接生手法，这些文章都引用了大量前人的医著和方药，充分说明女医注重自身基础知识的夯实。

其次，在那个中医拼命抗争的年代，捍卫中医地位，女医巾帼不让须眉。在保存中医药的全国大讨论中，《中国女医》积极投入，发表了许多有建设性意见的文章。如饶钟云《中国医药科学化之急迫要求》、孙静云《改进国医药之先决条件》两篇文章中都提出要用科学的方法来研究中医，应该"取人之长补我们的短，把国医自身加以改良与建设"。曹桂凤在《国医界一个伟大的革命工作》一文中指出，中医应该打破西医独占"校医"的局面，参与校医的竞争，增加学校卫生知识，在"校医"行业中发挥中医特色与优势。在"医学研究"一栏中，女医作者以中西医疗效的对比来体现中医不可替代的位置，如周文君《严畹滋先生死于足疡之研究》、任灿芬《脑脊髓膜炎之中药疗法》、夏佩珍《中风症中西疗法比较》。还有体现中医诊断优势的，如陈芝英《急性温热病之舌苔诊断法》。

再次，除了医学话题的讨论，它还刊出了大量反映女性觉醒思想的文章。如社长钱宝华在《女医同志为什么要成立中国女医学社》一文中也明确其办刊目的，"女医学社的集合，就是促进女医的互助精神；女医月刊的出版，就是发挥女医的思想学说，也就是为整个国医界谋发展为全国女医界争地位"。该刊"以解妇女之疾苦为宗旨，以灌输妇女医药知识为使命"。在那个高举女权运动旗帜的时代，创刊者认为女中医也应该像男医们一样肩负起改进中医、复兴中医的责任，也就是说在拯救传统中医药事业的道路上，女人与男人要承担同样的任务。

另外，作为一本职业女性杂志，《中国女医》也很关注女医生职业发展与前途话题。相关讨论的文章如：郭瑞麟的《行医的女子不能结婚？》、秦伯未的《献给中国女医学社诸君》、张赞臣的《写在〈中国女医〉月刊上面》、钱宝华与张静霞的《女医同志为什么要成立中国女医学社》、钱宝华的《向女医同道进一言——理想与事实》、宋兰馨的《敬告同志提倡女医及读月刊之感言》等。这些文章提出了女子从事医学行业男女平等的问题，但有时也与现代主流女性观念不相同。如郭瑞麟的《行医的女子不能结婚？》则提出女子行医与照顾家庭养儿育女的天职之间的矛盾，主张女性应该放弃从事医疗工作，这与现代男女平等价值观大相径庭，难以想象这是一本新派杂志的作风。

从以上几点，可以看出，《中国女医》已经具有现代女性医学期刊的元素。在文章质量上可以与占社会主导的男中医的文章相媲美，在内容特色上又体现女性中医群体的优势，甚为难得。对于其中某些文章的观点和内容的对与错，我们不予置评。它所做的探索与尝试，已值得大大的褒扬一番。除此之外，《中国女医》值得拿来褒扬的地方还有以下三点。

从办刊人员来看，《中国女医》是一本完全由女性主办的杂志。其主办者是中国女医学社。钱宝华任社长兼发行人，总主编是张静霞，编辑高鉴如、张嘉因、郭瑞麟，负责出版的沈景如。她们于民国二十八年（1939 年）创办中国女医学社，同年八月开始征求社员。《中国女医》月刊的负责人也是该刊的主要撰稿人，学社成员是刊物的主要读者群也是稿件征集的主要对象。《中国女医》所选文章几乎都为女性作者，只有少数几篇评论文及女医小传是由当时著名的男中医所作。

从刊物运行的经费来看，《中国女医》月刊的经费来源主要是社费和中国女医学社的主要负责人承担，另有出售刊物和广告的收入。主编张静霞在《编辑室谈话》中明确表明"绝不接受任何医团与私人的津贴"，以表达办刊的纯洁的态度。

从刊行时间看，《中国女医》月刊于民国三十年元宵（1941 年）创刊，同年 10 月份停刊。看似维持不过一年，但其主要创刊者于民国二十八年（1939年）便已成立中国女医学社，并借《国医砥柱月刊》相关篇幅刊载《中国女医》内容，因此其办刊时间应当是跨越 1939—1941 年。能维持运作达三年，这在近代中医药期刊史上，也不算短暂。《中国女医》仍然是一本了不起的医学杂志。

如果说有遗憾的地方，那么从篇幅上来说，《中国女医》较其他刊物尤显单薄，就算内容最多的单行本第 3 期也不过才 24 页。虽然页数有限，《中国女医》的编者为了使刊物更加饱满，无论从内容选编还是栏目设置都力求多样。

因此，《中国女医》从主编、作者群，到发行出版几乎皆是女性，她几乎完全依靠自身的经费独立运作。这足以证明，女性已经撑起这一期刊的一片天。该刊在学术上为女中医的交流提供了平台，扩大了女中医的社会影响。同时也是女医服务大众、普及医药知识的载体，也可以说是倡导女医发展之喉舌。另外，刊物在孤岛时期的上海出版，能独立支撑，对于女性期刊而言，已足以大书特书了。时至今日，回看中医药期刊的历史，《中国女医》都是值得不断提及的。

刊文辑录

《发刊辞》

中国女子因为受着封建思想的约束，除掉做贤妻良母以外，社会上是很少见到有女子的动态，更谈不到女子有职业了。

民国以来，女子地位，日见提高，受着高等教育和服务社会的女子，比比皆是。从各种职业中观察女子占据数量，恐怕要算自由职业了，所以女律师、女医师的市招，触目可见。这当然是我们女子能自食其力的表现，无疑地是女医界的光荣。

在医言医，近几年来，中医感到西医的澎湃，都好似从梦中醒觉过来，不断地为本位学术而努力，中医学校的林立全国，这就是最好的事实证明。中医既有了如许的造就人才机关，因此年来中医人数的日益繁盛，而女医人数之多，也远非昔比。

女医人数随着整个中医人数而增加，同时各个的参加社会活动。但整个的联络，截至现在，可说是没有。这并不是我们女医界的自甘后人，也是格于种种原因，想到联络的人，一定是很多的吧？

昔日《光华医药杂志》出版女医专号，一时称盛，而女医界自己主持的刊物，确未之前见。我们为着促进整个女医界的互助精神，共同奋斗，发挥各个女医的学说思想互相砥砺起见，忘却了自己的学识浅陋，毅然决定有《中国女医》的创刊。可是兹事体大，不敢轻率从事，商得北平国医砥柱社的赞同，先分出一部分篇幅，来登载中国女医的稿件，作大胆的尝试。虽然已经出版了好几期，可是总跑不出"依人作嫁"的范围，所以一面自己积极筹备起来，一切的一切，稍有把握。可是这《中国女医》月刊，内容的单薄，题材的缺乏，可说是刊物的雏形。但我们不畏艰难的前进，凭着这羽毛未全的小刊物来发挥我们的思想，交换我们的意见，切磋我们的学识，互助着我们的精神。不论我们的言论和写作，不能在读者的内心占到一席地，可是我们并不灰心。我们选着国历三十年的元宵为本刊的诞日，希望这光辉的灯节，永远地照耀着我们前进，我们的前途，更象征着灯一样的光明。女同志们看了也许有会意的微笑。女同志们起来吧！加入我们的阵线，充实我们的力量。本社同人当本着十二分的诚意，敬致无限地希望！

桃之夭夭，灼灼其华

温故而知新

——《医文》

《医文》

中医药是一门古老学科，他具有深厚的历史积淀。不同于现代医学求新求变的特点，崇古尚古是她特有的画风。历史进入 20 世纪，外部世界的日新月异，导致长期封闭的中国社会剧烈变迁。对中医药的发展而言，必然要求有所变化，但完全的推翻与批判不符合中国社会的客观实际。于是，对于中医药的改造成为讨论的话题，众多期刊聚焦于此。

1943 年，中医医史文献学家范行准先生在上海创办了《医文》杂志（图 82）。在发刊词中，范先生提出"利用科学之方法，善取前人之经验，进而善于修改"，通过守温故而致新知。这份期刊以"研究医学文献，提倡民众医学卫生"为主旨，整理前人研究经验之精华，服务医界同仁。在一片中医科学化的声浪中，该刊提出的从古代医学文献中汲取知识，获取新知的方法显得与众不同。其所主张之法为"今欲以历史方法，研究文献，以科学方法，研究前人经验之遗，簸之扬之，洮之汰之，则精金自见"。虽同样高举"科学"大旗，其立足点在与古文献，而非以实验或现代科学知识来检验"旧医"。

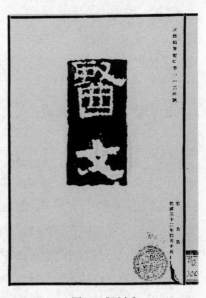

图 82 《医文》

温故而知新

该刊由医文月刊社发行，拟为月刊，来青阁书庄总代理，前后共出版六期。刊物的封面简洁明了，采用中国传统篆刻艺术，阴文"医文"二字，厚重而不失典雅，体现了中医文化博大精深，且古朴雅致的特点。从第五期开始，目录页添加了刊物的基本信息，包括发行所 / 代售处、广告位置及定价、广告附注等明确标识。整本期刊近 60 页，收文不到 10 篇，其中广告页多达 15 页左右。虽然给人感觉广告篇幅过多，但其中每篇文章都篇幅不小。没有豆腐块之类的注水软文，皆为学术成分浓厚之作。综合其内容，主要有八个方面。

1. 国产药物文献研究

这是该刊的核心探讨内容，每期都有的固定内容，主笔为时任上海商务印书馆编辑的余云岫，他引经据典，博采众长，一味药往往是大篇幅的介绍和按语。将古往今来诸多本草书中关于该药的处方一一罗列，并加以阐述。如蒲黄一药，竟连载四期，所引文献三十多种，所列相关药方七八十则，总结分析出蒲黄的药用价值，翔实可靠。另如《唐李摩诃所献之青娥丸方》，由刊物主编范行准亲自操刀，文章从青娥丸的本事，得方者郑姻的历史勘误等角度，引用了包括《旧唐书》《新唐书》等重要正史文献的相关记载与资料，运用考据的方法，多角度地介绍了青娥丸的历史渊源和功效。

2.《说文解字》病疏

《说文解字》虽然是一部字典，但其中对相关字的描述，使其成为一部古代大百科全书。余云岫对其中的与疾病相关的内容展开研究，撰写成《说文解字病疏上》，一共连载五期。该文按照《说文解字》的部首分类法，对与日常生活息息相关的医药词语进行论述，共考证十二个部首六十一个字。这是对中医病证名考证的发端，遗憾的是，由于《医文》未能长期维持，后续未见有该文下篇刊出。不过，这可以看成是余云岫对这一研究方向的尝试，从而促成其晚年《古代疾病名候疏义》的出版。

3. 翻译和转载

该期刊以温故为主题，但并非只注重对中国古代文献的研究，对于外来的医学知识也有介绍。所谓"他山之石可以攻玉"，介绍现代医学的知识，是该刊"科学"大旗的重要体现。如杨明光翻译的《人之谜》，综合了当时世界上所有关于人的科学知识，并对现代文化制度进行了批判。原作者法国人卡勒（Alexis Earrel）是当时权威的生物学家。这样的作品与当时还单纯引进的医学知识不同，说明这本期刊已经关注到人的生理健康与心理健康的统一性问题，无疑具有前瞻性。

4. 医药历史知识

该刊积极传播与医药相关的历史知识，详细记录有益于中医药事业发展的线索和历史事件。如范行准的系列文章《两宋官药局》，详细介绍两宋官药局的命名、拥有的药材种类、药物的账目结算、兴衰的来龙去脉、相关制度以及代表方剂，内容深入浅出，行文有条不紊。

另如：李毓镛的《中国前期生物学的起源与发展》，从生物学的角度，探讨中国古代本草研究的历史；承弘的《关于中国药用生物研究之价值》，以麻黄、当归、中将汤、蜜欧安宁（Myotonin）、斑蝥、鱼胶、蟾酥、茂而丁（Multin）、动物肝、甲状腺粉等为例，论述当时所见之西药与中药之间相关性，以证明中国药用生物学的发展与研究价值。

5. 中药发展方案

"温故而知新"，其中"温故"是手段，"知新"是目的。该刊为更好地发展中医药抛砖引玉，投石问路，做了许多新的尝试，对中医药的发展提出比较精准的预测和有益的建议。如杨铭鼎的《科学化国药（中药）之初步方案及理由书》，提出国药发展的重要方向——"科学化"，详细阐述提倡"科学化国药发展"的六条理由，批评中药经验秘不相传，不求上进，画地自守的模式，不适应竞争激烈的潮流，认为要树立中华医药的百年大计，必须杜绝任何经济漏洞，以济国民之急需，而"科学化"则是发展国药的立命之本。该文还对目前国药整理的基本方法、步骤、分类法等知识作了详尽的论述，并提出个人的思考。时至今日，其中的某些观点依然具有参考价值。

6. 医药趣闻及小品文

除了严肃的学术文章，改刊也刊发一些医药趣闻及小品散文，内容生动活泼，激发读者兴趣。如海煦的《王履之医学与画艺》，详细介绍王履的医学内涵以及其绘画技艺的关系；范行准的《钱牧斋与喻嘉言》，为读者生动地描绘了古代著名文人与医家之间的往来轶事。又如序理主持的"医界新闻"栏目，其中讨论人造耳鼻、情绪伤目以及粉刺、色斑等问题，非常具有新颖及贴近民众卫生小常识的话题。

总体上看，《医文》在不长的刊出时间内，登载了一些专业性强的学术文章，其话题偏于古代医药文化、偏于中药历史及未来发展的探讨。从方法上看，注重古代文献整理，兼及西方之科学方法。占用过多版面的广告，反映出办刊的举步维艰，但这仍未影响其作为一本学术期刊的严肃性。

在整个社会都把中医药的革新引向"科学化"，引向摒弃过去以求新知的时代里，《医文》坚持对古代医学文献的关注，反倒成了一种"另类"。也许这种不追风不跟随的思路，让这本期刊实实在在成为了小众期刊，以致影响生存，但它给后世的医史文献研究保留了一丝火种。

刊文辑录

《发刊词》

《礼》曰：温故而知新。新者，旧之递变也。横览今世所谓发明史，其有造于人类之幸福，诚无涯涘！然凡所发明者，多有凭藉。盖无前人之成绩，虽有上智特拔之士，无能措其手足也。故今之大科学家，其成就能迈往终古今者，以其能利用科学之方法，善取前人已有经验之事物，更进而善于修改之而已。科学仅有相对之真理，今之所谓是者，明日有较此更进步之事物发明，则明日真理，必代今日真理之位焉；然明日之事物，不能不凭今日之事物而能进步也。世界无尽，则人文之进化，亦匪所能悉。惟每一事物发明，必有所凭，决非天坠地踊，斯可断言矣。

试以前例而言，则今日医学之进步，何莫非前日医学为之阶，而用自然科学方法，以召致之。今之特效药，虽犹偻指可数。然就其著者言之，如洒尔佛散，固驱霉疮之圣剂也，其原素为砒石。惟砒石之治霉疮，远在数百年前，但其效不纯，不善用之，每致暝眩，利害参至，遂多发搁不用。有德人保尔艾力氏出，知砒石之可愈霉疮也，凭之而发明洒尔佛散，继又知洒尔佛散效未醇至也，更进而研究之，遂有今日新洒尔佛散问世焉。向使前人无以砒石治霉疮之事，则艾利氏曷知以是药为研究治霉疮之对象乎！当其初次发明洒尔佛散时，又何人敢言他药可与比肩？浸假而新洒尔佛散出焉，曩之发明治霉疮之真理，于焉亦以改换矣！然向使无前日之洒尔佛散，亦何有今日之新洒尔佛散！今各邦悉有竞制，且欲方驾争先。然则今之以为是者，他日必有更进于是者矣。以例相推，不能遽数。吾人于是又知温故知新之说之可尊也。

吾国医学，以科学落后，未能独前。然就自树国而有文字以远，亦运历百代，岁逾千祀，其中不无田舍经验之法，殊域异识之术，如庖人野老之方，存乎其间。徒以邦国多虞，科学落后，未能拔其畴类之中，如西人之有发明良药，以焜炳于世人之前，而造福于人群也。惟迩者，亦有前进先达之士，孜孜研究。如陈克恢先生之发明麻黄素、余云岫先生之发明马齿苋、吴云瑞先生之发明仙鹤草素等，皆昭昭在人耳目，其效可与西药互争千里之表，且有驾而上之。详诸先生所发明之良药，多取类乎庖人野老之方，惟陈克恢发明麻黄素有治喘功效及其化学构造，竟耗三年之力。余先生曾解其故曰：麻黄治喘，乃《伤寒论》以下诸书所屡见者，苟能考索文献，可获事半功倍之效矣！是又温故可以知新之验也。

西药自事变后，而来源匮乏，自前岁水战起，遂中绝矣！彼呻吟床第之间，以待西药之治者，其恻恒之深，言何能喻！吾知国中固有不少学者，埋头研究，以冀就国产药物中发明代替品。良以西方文化之传入，已蕴渍百年，今虽因战事而光彩不接，然斯学不乏耆硕之士，复有邻邦可为借镜，因势权便，正为自树医学之时会，虽有后时之感，犹有补牢之地也。

今欲以历史方法研究文献，以科学方法研究前人经验之遗，簸之扬之，洮之汰之，则精、金自见。庶研绎故文者，无纸上虚谈之弊，钻析药物者，获事半功倍之利。所趣不同，归途则一，斯亦法之善者。至研究医学文献，既俭科学家理董旧说之力，且俾思古怀旧之士，有所感悟，而闻其和同之声，以广告吾人之路焉！某等智小谋大，于是提倡恒人医学卫生外，窃收温故知新之说，从事研究医学文献，冀有所获，复欲以今之文献，留之来者。因发布此刊，宣告世人，惟吾同好，展布心旅，共事于此！

范行准
中华民国三十二年元旦

讲述中国医学自己的故事

——《医史杂志》

《医史杂志》

1913 年，美国医史学家嘉里逊（F.H. Garrison）撰写成《（世界）医学史入门》（*an Introduction to the History of Medicine*），该书是医学史领域内的权威之作。全书 700 多页，但述及中国医学的内容不到一页，且有讹误之处。这引发了中国国内外学者的不满。

当时华人在国际医学界影响力巨大的人物——伍连德尤为不平。

伍连德，马来西亚华侨（图 83）。公共卫生学家，医学博士，中国检疫、防疫事业的先驱，中华医学会首任会长，北京协和医学院及北京协和医院的主要筹办者。由于成功主持防治 1910 年东北鼠疫流行获得 1935 年诺贝尔生理学或医学奖提名。

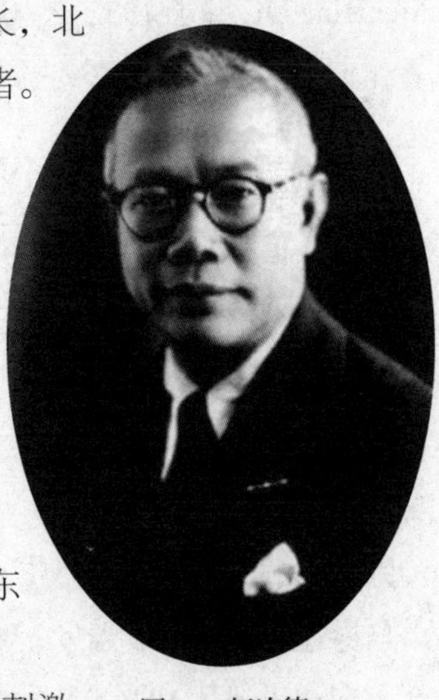

他去信质询作者为何对中国医学作如此少的介绍和不正确的评价。作者复信云："中医或有所长，顾未见有西文著述者，区区半页之资料，犹属外人之作，参考无从，遂难立说，简略而误，非余之咎。"[1] 并言中国医学既然有很多有价值的东西，为何中国人自己不宣传呢？

这些答复对伍连德刺激很大，同时也刺激

图 83　伍连德

---

① 陈琦．王吉民、伍连德的《中国医史》及其中译本［J］．医学与哲学，2006，27（1）：53～55.

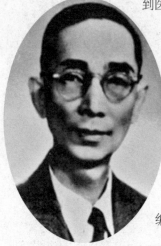

图 84　王吉民

到医学界另外一位举足轻重的人士——王吉民。

王吉民，广东东莞人（图 84）。早年就读香港西医大学堂，后任沪杭甬铁路管理局总医官及浙江邮政管理局医官，先后任国立中央大学医学讲师、上海医学院医学史教授、教育部医学名词审查委员会委员、中央国医馆名誉理事、《中华医学杂志》副总编辑、《中国医界指南》编辑、中华医学出版社社长、《中华健康杂志》总编辑等职。

这两位都是喝足洋墨水的医学界人物，而且也具有非常敏锐的洞察力。他们意识到，如果任由这些错误的观点流传，必将影响中医在世界的声誉，产生无法挽回的恶劣影响。他们深感作为中国人，将中国历代医学发明和宝贵内容向国内外人士介绍宣传，很有必要。为"保存国粹，矫正外论"，两人通力合作，历时 10 年，用英语写成《中国医史》（《History of Chinese Medicine》），并于 1932 年出版。这本书是中国第一本英文版的中国医史著作，其影响巨大。李约瑟盛赞此书为"几乎是西方医学史家所知道的唯一的书"。[①] 但是仅仅以二人之力，远不足以改变外国人对中国医学历史的漠视状况。当时的医史学研究在国内仍乏人重视。因此，发动更多人从事这一研究，成为扩大中国医学影响力的重要一步。

经过多年努力，1935 年由王吉民、伍连德、李涛发起成立医史委员会。1936 年 2 月，在上海成立了中华医史学会，这是中华医学会中成立最早的专科学会。大会订定学会章程及细则，规定工作大纲 6 条，其中第 2 条"发行医史杂志"和第 4 条"刊行会员研究心得"，皆成为扩大中国医学影响的重要步骤。于是，创办专门的医史杂志摆上议事日程。但事与愿违，随着抗战爆发、国土沦陷，创办杂志被迫搁置。中华医史学会不弃初衷，从 1936 年到 1947 年，几乎每年假《中华医学杂志》发行

① 萧惠英，陈丽云.王吉民、伍连德的《中国医史》[J].医古文知识，2005（3）：22～23.

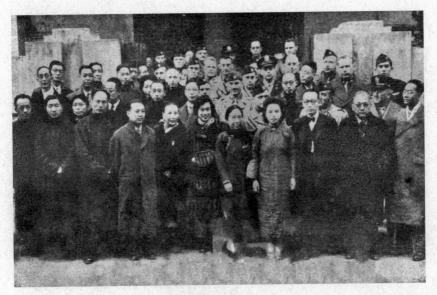

图 85　1946 年中华医史学会特别纪念展览会留影
［医史杂志，1947，（1）.］

《医史专号》，共 9 期（中文 5 期，英文 4 期）。1941 年，出版《中华医史学会五周纪念特刊》。战时初期，期刊转移至租界由于马弼德负责维持。

　　经过八年抗战，又陷入内战，时局未稳，但这些医史界前辈举办专业杂志的初衷不变。时间进入 1946 年底，在上海举办了中华医史学会特别纪念展（图 85），展品都是王吉民自己收藏的大量医史典籍和文物，这些文物即使在抗战期间也得到他竭力保护。通过下面这幅照片，可以发现这些展品带来的影响力是多么巨大。

　　照片上除了一些中国医史学界赫赫有名的人物之外，还有大量外国人。他们都是一身戎装，显然不是医史学专业的研究人员。这些展品，一定让他们大为震惊，深感中国的医学历史足够厚重吧。

　　次年 3 月，《医史杂志》（图 86）正式创刊，它由中华医史学会出版，中华医史学会《医史杂志》编辑委员会编辑，季刊。该刊的主要撰稿人有范行准、谢诵穆、余云岫、王吉民、吴云端、章次公、宋大仁、夷质、耿鉴庭、丁济民等。主要栏目有"会员动态""医史碎锦""医史新闻""书报简介"等。

　　在《医史杂志》出版之前，医史研究的重要组织及成果有 1914 年

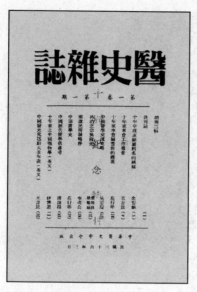

图86 《医史杂志》

陈邦贤倡议成立的医史研究会，并于1919年撰写了第一部《中国医学史》。这本书与王吉民、伍连德的著作相比，对中国历史的阐述更为系统完备。据此，陈邦贤也加入了中华医史学会。

为了讲好中国医学的故事，《医史杂志》一开始就走了国际路线。它并行出版英文版《The Chinese Journal of Medical History》，这也是中国最早的有英文版同时刊发的学术期刊。期刊"与各大图书馆均有交换，欧美各国亦有订阅，故在国际学术界上，已渐露头角"。[1] 这种科技期刊的对等交换，加速信息交流，增进学术往来，至今仍是各国专业图书馆的常用模式，与当时民国的其他期刊相比，这也是极少见的。

照片上（图87）的人物除丁济民、叶劲秋为纯正中医血统外，其他成员或完全由海外而来（伍连德、伊博恩、启真道），或留洋学成归来（王吉民、胡定安、宋大仁、侯祥川、张昌绍、刘永纯、经利彬），或在国内接受现代医学的熏陶（陈邦贤、耿鉴庭、范行准）。这说明，这本刊物对于中国传统医学的研究方式已经不同于旧时考据训诂时代的夫子先生，现代科学的精神潜移默化地影响着他们，促使他们对中医学这门古老的医学产生反思，并立志站在历史的高度，特别是科技史的高度去审视她。

该刊《发刊词》明确指出："医史之学，为史学中之一门，且居学术史中之要席，盖一国人文之进化，医学实居前卫，未闻医学落后之国家，而有高深之文化者，亦未闻在焜炳之学术史中，无医学之地位者，然则，欲考镜已往之事功，其史事可弃置不道乎？"这一观点成为开拓我国医史研究的动力。

---

① 王吉民.中华医史学会第三届大会纪要.医史杂志，1951，3（1）：55～60.

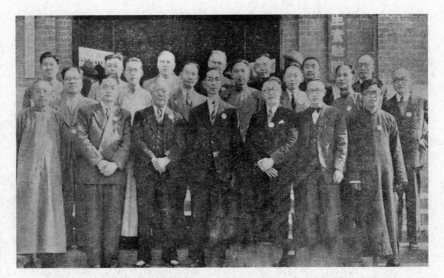

图 87　中华医史学会第二届大会（十周年纪念）合影（1947.05.08）
前排由左至右：陈邦贤、耿鉴庭、伍连德、王吉民、胡定安、宋大仁、范行准
中排由左至右：李涛、洪贯之、侯祥川、丁济民、张昌绍、叶劲秋、刘永纯
后排由左至右：马弼德、经利彬、伊博恩（B.E Read）、启真道（L.G. Kilborn）、江海鸣、
　　　　　　　金湙波、吴云瑞

　　该刊成为中华医史学会的机关刊物，旨在研究中外医学历史，评论中外医学著作，报导该会工作情况等，刊末附有英文目录，刊有伍连德等多位医师的纪念论文专号。尽管是由西医人士发起，但讲的都是中国医学的故事，与中医学关系紧密。如它曾刊载的文章有王吉民的《Chronology of the Medical History Movement in China（中国医学大事记）》、范行准的《中华医学史》、洪贯之的《中国古代本草著述史略》等资料汇编，还有章次公的《明遗民医丛略序》《明代挂名医籍之进士题名录》、耿鉴庭的《元稹的咏病诗》、陈邦贤的《〈素问〉中阴阳学与中国医学》、宋向元的《东汉以来方士与医药》等关于古代中国医学发展状况的文章，总结中国古代医学之发展。经过统计，该刊在民国时期共登载论著文稿52篇，其中中国医学史类6篇，医学著作类9篇，医药学术类6篇，世界医学史类1篇，英文论著类4篇，文史类11篇，其他类文稿15篇。

　　1949年《医史杂志》停刊，1951年复刊；1953年改名《中华医史杂志》，每期固定80面，在北京编辑出版；1956年停刊；1957年增加保健组织内容，改名《医学史与保健组织》；1959 年，与《中华医学杂志》合并，改名《人民保健》，1961 年停刊；1980 年 10 月复刊，仍名《中华医史杂志》，季刊，每期 64 面。26 年来一直连续出版。

对于这本刊物的评价，《伍余王三医师寿辰纪念论文序》称："其一便是同受西方新文化而仍保持东方优良的旧道德，就是为人；其二他们对中国医学虽有如许的贡献与牺牲，却始终默默地不在人前表扬过一个字，这是克己。"她经历了停刊、复刊、更名，多次的变动，但始终坚持。截至 2012 年 8 月 21 日，美国《生物医学检索系统》（PubMed），2011 年共收录中国期刊（包括中国大陆、台湾、香港、澳门）127 种，这个数字，于中国现今的体量和规模而言，极不相称。但自 1980 年以来，《中华医史杂志》却一直被 Medline 网络数据库收录，其学术性、国际性，已经得到全球学术界的认可。作为我国唯一的医史学权威期刊，《中华医史杂志》应当载入世人公认的医学科学和卫生事业发展的史册。

刊文辑录

《发刊词》

医史之学，为史学中之一门，且居学术史中之要席，盖一国人文之进化，医学实居前卫，未闻医学落后之国家，而有高深之文化者，亦未闻在焜炳之学术史中，无医学之地位者，然则，欲考镜已往医学之事功，其史事可弃置不道乎？

吾国史家，多崇史法，上推仲尼、丘明，次推迁固，以为其书史法精严，尊为惇史，后学莫可仰攀。顾其所记，亦多一家一国之兴衰，其言学术之隆汙，生民之菀悴，盖仅千百中之十一焉。此十一之中，又半出于庸竖之口，委巷之谈，其真可为学术史材者，有几何哉？是则虽欲考镜往迹，其道弥艰。

中世以还，人事渐赜，记录稍繁，虽比量未多，而专史之业已荦荦出焉；在吾医家，唐有甘伯宗《名医传》，宋有许慎斋《历代名医探源报

本之图》，明有熊宗立《医学源流》。而嘉靖初祥符李川父濂，复以列传
之体。目为医史，中国之有医史称号，濂书其嚆矢也。继此有作，亦有
数家，然皆依傍于前例，拾渖于陈篇，为比次之书而未能尽愚，为独断
之业而未能尽智也。惟其所失，亦有可得而言者。

考诸前修，言史之作，得二家焉，一曰唐·刘子玄《史通》，再曰
清·章学诚之《文史通义》，二家之书，文制并茂，其扬榷史业，捧摭利
病，皆自谓前无古人，然子玄首标六家之旨，为全书喉衿，而不闻百氏
史书作法之则；学诚唱导六经皆史之说，作一家纲领，而未及方技往迹
探究之方。良由二子自负才地，各欲绍隆尼山绪业，而凌忽百氏之史迹，
宜吾医家自伯宗以降诸书，见嗤于君子也。

虽然，医史学之业，于史学史中，实较晚出，其崛起于医学领域，
而自为一科者，才五六十年间之事。西方于 16 世纪初叶，始有人以医家
传记为医史之肇端。是其方轨，中外相同，吾之发轫，且早数世纪焉。
自后，彼方医史学家，复由书目学而渐趋于思想，与实用之途，故有生
理与病理等各科之历史，今方岁出而月不同，吾则犹摹拟于数世纪前之
陈规或局蹐于东西方学者之故轨，此其鄙陋为何如乎？宜斯学之未足以
云有立也。

夫医史之业，不仅以龟镜斯学之隆汙已耳，且有助于通史之撰集。
往因斯业未修，史家纂次医事，惟知取给《璅谈杂记》，其源又多出于委
巷之人，于是俗语不实，流为丹青，剖棺布气，异世同书，刮骨疗创，
张冠李戴，是名实是乖滥也。针茅徒柳，视若神医，出蛤走蛇，惊为国
手，以为虚妄为事实也。洁古性亦愚蒙金史，录其奇案，意抑河间，嗣
明行同左道，百药夸其脉诊，许为艺能，则品藻之失伦也。（案李延寿
《北史》斛律羡传称：马嗣明道术之士也，于羡未诛前劝羡攘厌。盖左道
之流故，不以医称之，而李百药《北齐书》乃以艺能传之，岂非品藻人
物之失乎？）仲景才重许洛，而范陈二书，不载其人；宏翰学出西方，而
谱牒志乘，昧其人世，是非心存怫愉，则蒐扬之未至也。如右所云，昧
者不察，以为其事既登高简册，方欲蹑迹希跂，尤而效之，以为名高，
于是索隐行怪之事，类型雷同之文史家殚于载笔，而医之被扼，民之枉
死，多矣。

讲述中国医学自己的故事

惟斯业晚出，娴治者寡，始也二三子从事于此，其后声气相应，从学渐多，遂有本会之设。迄今岁逾十稔，会员已遍于国内外，国籍则七国之多。会员之分布即广，每苦声气难通，且各人文制亦苦无地揭载，以收切磋观摩之效；况中外医史之作，亦亟须互相传译，俾获攻错之资，不有书志，何以宣扬？因于去岁年会，将此事提出商讨，询谋佥同，遂议决刊布此志，暂定年出四番。（如有余力，每岁拟出《医史学报》年刊一次。）因思医史之学，既有补于晓解医学升降之迹，以为后事之师，知新之助，复有裨于异日有志通史者之修纂，嘤鸣求友，又其次者。惟详医史之有杂志，在西方盖使于一八二五年（Hecker's literarische annalen der gesammten Heilkunde），而吾东方殆以本志为首出焉。际兹区宇未靖，物力多艰，草创朴略，匡持改进，有待同志之努力矣！发刊伊始，谨摅厥旨，以为表旗。

同声共气，金声玉振

——上海郊县中医期刊掠影

上海周边区域，如松江、青浦、嘉定、南汇、金山等地，在近代并不属于上海管辖，而共属于江苏省域治下。由于紧靠上海，他们和这座新兴城市共同成长，在经济往来，人员交流上息息相关。在中医学的发展版图上，二者也紧密联系。很多叱咤海上的医界名宿，不少都来源于这些地区。在中医药学期刊的刊印上，他们经常相互呼应，共同绘制海派医学的宏伟蓝图。目前已知的正式被刊印的周边地区期刊主要有以下7种。

（1）《青浦医药学报》。

（2）《松江中医刊》（松江中医师协会编，姜峰人、杨云泉，1929年1月创刊）。

（3）《金山中医报》（金山中医报社编，约创刊于1931年，半月刊，上海金山发行）。

（4）《南汇医报》《南汇医学月刊》。

（5）《松江县中医师公会会刊》。

（6）《嘉定中医周刊》。

（7）《江苏中医药月刊》（嘉定出版，李济舫编，1947年9月创刊，月刊）。

根据笔者掌握的资料，简单介绍几种，供读者参考。

一、《青浦医药学报》

潘澜深（兰荪）等人"见邑中医药界未有团体，势甚涣散"，因而

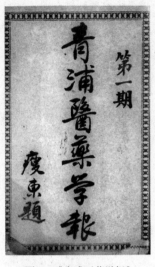

图 88 《青浦医药学报》

发起组织"青浦医药学会",以"研究医药,考察疾病,团结同志,共策进行"为宗旨。于 1922 年 7 月 24 日召开成立大会,时有会员上百人,潘兰荪和金乃声分任正副会长。《青浦医药学报》(图 88)为该会会刊,16 开,线装。沈瘦东题写刊名。刊物内设编辑员五人,发行员两人。该会每年夏天开一次会员大会,而每月初和月中开研究会两次,讨论学术问题和病例分析。地址为青浦城内同仁堂内。1922 年 10 月 10 日刊出第一期。该会曾设立贫病施诊所,号召会员为普通百姓施诊。

栏目有"社论""杂著""遗著""医话""治验""药物""问题""纪事"等。

该刊创刊号发表了喉痧的诊疗情况,刊登有吴学勤的《医学论》、吴莲如的《兰露堂医话》等,介绍青浦县幼科袁耀门等医家,记录青浦医药学会成立及其组织概况。

二、《南汇医报》《南汇医学月刊》

《南汇医报》(图 89)创刊于 1937 年 3 月 17 日,农历每月月中出版,月刊,16 开。由南汇中医师公会发行,社长张近鸥,编辑方见吾、张延仁、沈治邦,发行人倪恩圃。焦易堂书写刊名。社址南汇西门同善堂。首期刊于 1937 年 4 月 30 日,刊出 4 期后,即因淞沪会战而停刊。战后南汇中医师公会恢复活动,采用理监事制,选取倪国鑫为理事长,王正章、张延仁为常务理事。1946 年 6 月复刊。复刊后发行人为王正章,编辑为陈桐侯、张延仁、姚子让。吴敬恒题写刊名。社址为南汇西门三曲街三号。后由于内政部认为该报"医报名称与类别不符",因而于 1947

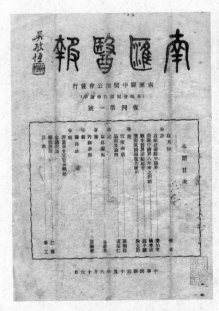 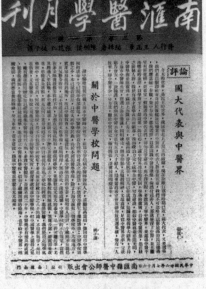

图 89 《南汇医报》　　　　　　　图 90 《南汇医学月刊》

年 7 月 16 日改名为《南汇医学月刊》（图 90），1949 年 3 月停刊。

《南汇医报》栏目有"论评""学说""医案""专著""杂俎""医讯""会务"等。其中，"论评"主要是对中医药界的热点话题发表社评，"学说"主要刊登南汇的医家研究心得，"医案"和"专著"则主要汇集南汇医家的临床经验和学术思想，"杂俎""医讯"报道各地中医界消息，"会务"则记录南汇中医师公会的活动情况。

主要作者除编辑部成员外，还有王正章、张羹梅、秦伯未、张汝伟、徐德庚、黄雅镕、钱汉民、盛心如、陆渊雷、张赞臣、章巨膺等。这些人当中有南汇本地的中医师，也有沪上名医，还有外省医家，可见其影响力已经超越南汇一县，扩大至上海及外省。

该刊的宗旨为反映南汇中医界情况，交流中医界信息，反映南汇中医研究和临床情况，报道全国中医界消息。该刊对于研究南汇地方中医史和民国时期县级中医药发展状况有重要的参考意义。

南汇中医师公会该会出版物除《南汇医报》外，还有《新浦东》《浦东星》两份报纸中的"医学专栏"，这些医学类的文章经秦伯未整理成《医林初集》出版，这些文章也在《中医世界》分期出版。

三、《松江县中医师公会会刊》

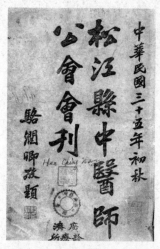

图91 《松江县中医师公会会刊》

《松江县中医师公会会刊》（图91）于1946年8月出版，异型16开，由松江县中医师公会出版，主任编辑朱天祚。骆润卿题写刊名。

以"联络感情，研究医药"为宗旨，中医师公会（图92）理事张韩凤九，为名医韩半池次子。主要刊有评论、学说、医药常识，处方与配药，医案讨论，诊余随录，会务公牍记录，本县药业调查。

主要栏目有"特载""评论""学说""医案""杂著"等。"特载"刊出当前重要的

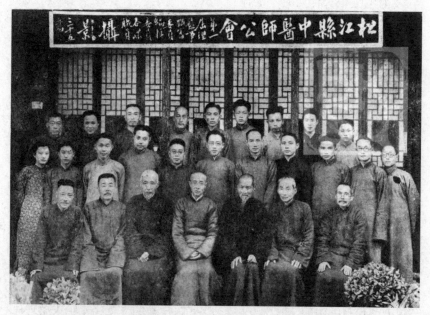

图92 松江县中医师公会第一届理监事会及编辑职员合影

[松江县中医师公会会刊，1947（6）：8.]

医界文件，如创刊号刊登了当时的医师法和"医事人员考试申请检核须知""卅五年专门职业及技术人员考试特种考试中医师考试应考须知"，对了解民国至1949年这段时期的中医考试制度具有参考价值。"医案"则刊登著名医家的具体案例。

其中，杨云泉的《松江中医团体小史》介绍了松江中医团体小史，颁布《医师法》及医师法施行细则，阐述中医应取人之长，舍己之短，研究新知识，贯通中西医药，才能发扬光大国医。为研究松江地区医学团体的沿革以及民国时期中医团体的变化提供了线索。

四、《嘉定中医周刊》

《嘉定中医周刊》（图93），属医药刊物，1946年创刊，由嘉定中医周刊社发行，社长何橘泉（图94），编辑李济舫（图95）。

以"谋医药之昌炽，集合医界之良材，阐扬科学之精义，灌输卫生之常识，提示健康之途径"为目的，创制科学国药，各科常见病和流行病的研究和治疗，刊登中医学、药物学、方剂学方面的论述，附有医师法、嘉定中医师名录等。栏目有"论坛""学说""方剂""专著""药物""杂俎""附录"等。

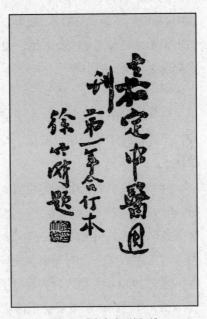

图93 《嘉定中医周刊》

该刊作者都集中在黄渡中医协会。栏目中学说占有很大比重，有《中医论细菌》《论寒热不是寒热》《人体器官论》《女科浅说》《论中风与头中》《诊新论》《诊断小儿法》《保育小儿之方针》等篇什，涉及病理辨析，病情诊断、常见病分析、中

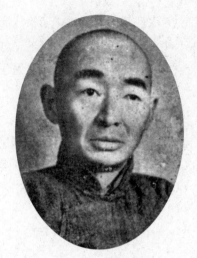
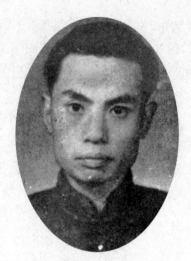

图94 何橘泉　　　　　　　图95 李济舫

西医比较、儿科、保育等内容；方剂涉及儿科、妇科、湿病的较多；药物中对阿胶、芍药、肉桂、银耳、人参、麝香、石膏等药物的药性药理做出说明；更有文章涉及医德，如《论为医之道》《适用于乡村之医德》；医界逸史、闲谈郎中等。

另外几种中医药期刊，由于历史久远，资料散失，作者无法窥见全貌，因此暂时不予介绍。而从上面已经介绍的4种期刊可以看出，有以下特点。

（1）这几家郊县中医药期刊，他们都是由当地人医界名宿发起。如《青浦医药学报》的发起人之一金乃声（1852—1929），师从青浦陈氏世医陈莲舫，其人用药峻猛，有"金一贴"的美誉，在青浦医界颇有号召力。南汇中医师公会的理事长倪国鑫是上海中医专门学校第11届毕业生，曾于1940年与他人合资接办了中国医学院。

（2）郊县的中医发展并不落后于上海市区。如松江在民国初年成立了"松江医学研究社"，1921年又成立了"医药卫生协会"，并且有《松江医药杂志》刊行。同时医学团体的成立及改组也几乎同步，如战后各地的中医药团体都依据国民政府1943年9月公布的《医师法》改组成立"中医师公会"。之前各地的中医公会，各类中医协会、医药联合会、国医分馆都纷纷改组合并，同时各中医师公会因此有自己的会刊，如《南汇医学月刊》《松江县中医师公会会刊》《嘉定中医周刊》。中医团体的规模也不小，如松江中医师公会会员达 400 余人，南汇中医公会在战前即已达五六百人。

（3）郊县中医机构与市区中医机构联系也很频繁，当内务部出台"管理医士暂行规则"后，李平书在上海发起"江苏全省中医联合会"时，松江医药卫生协会派出韩半池等四人出席申援。

（4）郊县与市区中医人员的交流也比较紧密。如青浦名医何氏世医、陈氏世医、针灸世家袁氏父子，陆士谔、陆清洁、"慈幼医"吴氏三杰等皆蜚声沪上。《南汇医报》的编辑陈桐侯（1898—1977）与张延仁（1910—1953），前者1922年肄业于上海中医专门学校，1940年任中国医学院《内经》教授，与彼时海上医派故旧甚多，为办医刊，常常借故赴沪上拉稿，因此常可见有沪上名家的稿子见诸于本刊；编辑张延仁，曾拜师秦伯未、夏应堂，因此，也与沪上医家关系紧密。

（5）上海市中医药界面临的机构矛盾的问题，在郊县中医药界也面临。如松江的中医协会与全国医药团体联合会松江支会的矛盾，中医协会与国医公会的矛盾等。这表明，民国的中医管理体制的混乱，是导致团体争夺有限的医疗市场和资源的根本原因。

（6）期刊所关注的热点问题也很接近，中医的科学化、中医理论的完善和补充、中医药的弊端、中西医比较、医学知识普及等话题也时常是各期刊讨论的话题。如《医师法》要求对获得中医师资格的人进行考试之后，南汇、松江、嘉定等地的中医期刊都详细公布了医师考试的各种规章制度及应考须知等，以方便会员考试。

（7）期刊的栏目设置也比较相似，一般分为时事报道、社评、医药学术研究、病案、药物研究、学会动态报道、各类医药广告、逸闻趣事等方面，与上海市区的期刊没有什么大的区别。

因此，上海郊县的中医药与上海市区的中医药发展状况是相同的，同样的管理体制下，他们出现的问题也很相似。由于地理空间上的接近，他们的人员往来紧密，带来学术交流频繁，作者之间相互投稿，观点相互影响。总体上看，郊县的中医药资源向市区汇聚，同时市区的中医药资源又回哺郊县的形势。形象的看，如果说海派医界在共谱一首曲子的话，那么市区为钟，郊县为磬，二者同声共气，曲调和谐而响亮。

刊文辑录

《青浦医药学会成立记》

医之为道，本仁心以行仁术，为天地施好生之德，为人民救垂绝之命者也。昔陆宣公抱王佐之才，为唐宰相。晚岁家居，尤留心于医术。闻有秘方，必手自钞录。曰：此亦活人术也。宋范文正公少时，尝曰：吾不能为良相，必为良医，以医能救人也。医之职权，何如其大，医之位置，何如其尊，岂可以小道视之呼？青浦挹山川之秀，名医辈出。在昔有重固莘山何氏，累世名医，誉隆江浙。而元长先生，尤神望闻之术，活人无算。珠溪陈莲舫徵君，于清光绪时代，以一诸生名达九重。当时名公钜卿，如张文襄、刘忠诚、盛宣怀、端方辈类皆倒屐相迎，礼罗恐晚。以是青邑医名，震于遐迩。自欧化东渐，西医西药，日见昌明，而我五千年黄炎医药之精华，反浸微浸衰，几有一落千丈之势。各处忧世之士，慨然悯之，咸相竞组织医会，暨医药联合等会，互相策进，以作狂澜之砥柱。青邑澜苏潘先生，暨诸君子，见邑中医药界，未有团体，势甚涣散，因是发起医药学会于青浦。以"研究医药，考察疾病，团结同志，共策进行"为宗旨，于夏历六月朔日，开成立大会。入会者，百余人，公举潘先生及我师金乃声先生为会长，妥定章程，分部促进。两先生学术潜深，经验丰富，为当代青邑医林泰斗。而诸君子又以医药中坚，相与赞助，宜其登高一呼，众峰响应。凡怀岐黄之术，存研究之心者，将见鼓舞团结之精神，浚发医药之智识，俾黄炎药世医人之大道，灿耀尘寰，垂于不朽，当不仅蜚英腾茂于九峰三泖间也。爰为记之如是。

金山　松隐　陈叔文　稿

[青浦医药学报，1922，1（1）．]

《贡献于南汇中医界》

南汇与上海比邻，伯未虽上海籍，居上海行医，而不时履南汇，与南汇同道相往还。战前忝任上海市中医试验委员外，复任南汇县中医考试委员主席，故视南汇尤故乡，于南汇中医界之关怀弥切。兹公会成立，有医报之编辑，辱承乞言于伯未，是南汇同仁倘亦视吾如同乡，情意弥笃。又乌敢不竭愚忱，为故乡中医界谋一新生之路。

目前之工作，厥为建设，建设之基本条件，厥为人才与经费。就浦东而言，关于建设方面，无一不需要，关于人才经费方面，似可不成问题，惟若各县各办，则事业既紧，恐于能力不逮。势必草率从事，因陋就简。纵不中辍，亦难光大。故伯未惟一之希望，为破除畛城，消除成见，同心协力，联合全浦东同道，共以大浦东为目标，商定方案，循序迈进。其联合之方法，先由各县组织中医师公会，再由各公会组织浦东各县中医师公会联合会。倘此阵线而能坚强，则一事之兴，易如反掌，一事之成功，无分彼我，与有光荣。

南汇在浦东各县，实居领袖地位，其有题吾言者，即请进行。伯未虽任上海市中医师公会常务，仍当追随诸君之后，为本乡而努力。

秦伯未

［南汇医报，1946，复刊（1）］

《贡献于松江县中医师公会》

中医之价值，因抗战而大显，中医之地位，随胜利而增进，中医界亟应乘次复兴时期，打破以往沉寂之气氛，努力建设。

建设之事多端，在中医界可谓无一不需要。然事有钜细，亦有缓急，亦有非一地之人才所能胜任者，则应联合各地，共策进行。盖合之则众擎易举，分之则孤掌难鸣。倘能推诚相见，携手合作，以整个中医界为前提，则团结益坚，建设自易。

今松江县中医师公会成立，佥谋所以发展。伯未上海人，上海本松江旧属，敢请松江先进，即就旧属七县，发起领导，筹备松奉上川南青金七县中医师公会联合会，由小及大，由近图远，合七县之俊才，集中思想，商定方案，吾知成就，必有可观。伯未虽任上海市中医师公会常务，仍当追随于后，尽同乡之责任，尚祈教之。

秦伯未

［松江县中医师公会会刊，1946（创刊号）］

《嘉定县中医师公会成立宣言》

神州医药，渊源最古，递嬗迄今，具有四千余年悠久之历史，观夫神农尝草，岐伯知医，《汤液》始于有莘，《难经》创于扁鹊，仲圣有《伤寒》之论，华佗著《中藏》之经，厥后思邈、河间、丹溪、东垣诸家，无不各有传书，兼收奇效。要皆旁搜博访，从善咨询，或以君臣讲论，或从师友磋磨。先哲遗篇，典型具在，虽自古以之厕于巫卜星相之列，而研究者，各自成家，名贤代出，不绝如缕。只以向远玄理之研求，鲜作实学之探讨，故步自封，滋可惜也。

欧风东渐，新医输入，药物之外来者，久矣！利权外溢，漏卮莫杜，有识之士，引为殷忧。中医垂亡，如风偃草。吾人固不必外国医药之如何进步可惊，如何望尘莫及，但须就我所已得者，如何发扬之，如何而启迪之，学术之联络，业务之呼应，声气之互通，智识之交换，息息相关，层层相丽。为道不颇，则为功不辍。凡此当然重任，我中医界同仁，当不辞而肩负之矣！

抗战之前，本邑原有公会之组织，为自由职业团体中坚份子。战后会务停顿，会员各不相顾，几似一片散沙。橘泉等有鉴于斯，拟依复员志趣，重行筹组"嘉定县中医师公会"，志在联络感情，研究学术，共谋同业之幸福，矫正同秉之弊害，予病家以便利，助社会之健康。换言之，即应时代之需要，谋中国医药之昌炽，集合医界之良材，阐扬古有绝学，而不轶乎正确之立场，此本会成立之要旨也。

漪欤！成立庶会，愿共滋培，怒苗鲜花，还成嘉果，谨布区区，尚希鉴察。

李济舫草稿　何橘泉校阅

卅五年十月五日

（嘉定中医周刊，1947合定本：20.）